呼吸内科疾病诊断与治疗实践

管　辉◎著

汕頭大學出版社

图书在版编目（CIP）数据

呼吸内科疾病诊断与治疗实践 / 管辉著. -- 汕头：汕头大学出版社，2021.1

ISBN 978-7-5658-4230-6

Ⅰ. ①呼… Ⅱ. ①管… Ⅲ. ①呼吸系统疾病－诊疗 Ⅳ. ①R56

中国版本图书馆CIP数据核字（2020）第261975号

呼吸内科疾病诊断与治疗实践

HUXI NEIKE JIBING ZHENDUAN YU ZHILIAO SHIJIAN

作　　者：管　辉
责任编辑：胡开祥
责任技编：黄东生
封面设计：钟晓图
出版发行：汕头大学出版社
　　　　　广东省汕头市大学路243号汕头大学校园内　　邮政编码：515063
电　　话：0754-82904613
印　　刷：廊坊市海涛印刷有限公司
开　　本：710mm×1000mm　1/16
印　　张：8
字　　数：130千字
版　　次：2021年1月第1版
印　　次：2025年1月第1次印刷
定　　价：58.00元
ISBN 978-7-5658-4230-6

前　言

　　呼吸系统疾病是临床常见病、多发病，已成为严重影响人类和我国人民健康的疾病。近年来，呼吸系统疾病如肺癌、支气管哮喘的发病率都在增加。呼吸系统疾病病死率在城市占第 3 位，在农村则占首位。我国是全球慢性阻塞性肺疾病发病率最高的国家之一。因此，提高我国呼吸系统疾病诊治水平，降低其发生率和病死率，已成为呼吸科医师共同努力的目标。

　　为了满足呼吸科相关专业人员的临床需要，促进其在临床工作中更好地认识、了解相关疾病，提高临床疾病的诊断率与治愈率，编者在参阅国内外相关研究进展的基础上，结合临床经验编写了此书。

　　本书较为系统、全面地介绍了呼吸科疾病的诊断方法和治疗技术，包括疾病的临床表现、辅助检查、诊断、鉴别诊断和治疗等方面的知识。并结合临床实际，重点介绍了诊断和治疗上的临床经验，以及如何做好病情记录、医患沟通等方面的方法与要求。

　　本书立足临床实践，内容全面翔实，重点突出，是一本实用性很强的呼吸科疾病诊疗读本，适合呼吸科专业人员以及基层医务工作者阅读。

　　在本书编写过程中，我们参阅了许多专家学者的论著及教材，在此一并致以诚挚的谢意。由于我们的水平有限，加之编写时间紧迫，书中难免存有不足之处，诚望各位专家学者批评指正，也恳请广大读者提出宝贵意见，以便以后修正。

作　者

2020 年 5 月

目　录

第一章　气管、支气管疾病 …………………………………………… 1

　第一节　急性上呼吸道感染 ………………………………………… 1

　第二节　急性气管-支气管炎 ……………………………………… 7

　第三节　慢性支气管炎 ……………………………………………… 11

　第四节　慢性阻塞性肺疾病 ………………………………………… 17

　第五节　肺不张 ……………………………………………………… 26

　第六节　支气管扩张症 ……………………………………………… 33

　第七节　支气管哮喘 ………………………………………………… 42

第二章　肺部感染性疾病 ……………………………………………… 56

　第一节　肺炎链球菌肺炎 …………………………………………… 56

　第二节　葡萄球菌肺炎 ……………………………………………… 62

　第三节　克雷白杆菌肺炎 …………………………………………… 69

第三章　肺部真菌病 …………………………………………………… 75

　第一节　肺念珠菌病 ………………………………………………… 75

　第二节　肺曲菌病 …………………………………………………… 86

　第三节　肺隐球菌病 ………………………………………………… 94

第四章　间质性肺病 …………………………………………………… 102

　第一节　特发性肺纤维化 …………………………………………… 102

　第二节　外源性过敏性肺泡炎 ……………………………………… 112

参考文献 ………………………………………………………………… 119

第一章 气管、支气管疾病

第一节 急性上呼吸道感染

急性上呼吸道感染（acute upper respiratory tract infection，AURTI），简称上感，是鼻腔、咽或喉部急性炎症的总称。常见病原体为病毒，仅少数由细菌引起。本病患者不分年龄、性别、职业和地区，通常病情较轻、可自愈，预后良好。某些病种具有传染性，有时可引起严重的并发症。

【流行病学】

本病全年均可发病，但冬春季节好发。主要通过含有病毒的飞沫传播，也可通过被污染的手和用具传染。多数为散发性，在气候突然变化时可引起局部或大范围的流行。病原体可由人传染人，在发病前 24 小时到发病后 2 天传染性最强。由于病毒表面抗原易于发生变异，产生新的亚型，不同亚型之间无交叉免疫，因此不仅同一个人可在 1 年内多次罹患本病，而且间隔数年后易于引起较大范围的流行。

【病因和发病机制】

（一）病因

急性上呼吸道感染约有 70%～80% 由病毒引起。其中主要包括流感病毒（甲、乙、丙）、副流感病毒、呼吸道合胞病毒、腺病毒、鼻病毒、埃可病毒、柯萨奇病毒、麻疹病毒和风疹病毒等。细菌感染约占 20%～30%，以溶血性链球菌最为多见，其次为流感嗜血杆菌、肺炎链球菌和葡萄球菌等，偶见革兰阴性杆菌。

（二）诱因

各种可导致全身或呼吸道局部防御功能降低的原因，如受凉、淋雨、过度紧张或疲劳等均可诱发本病。

（三）发病机制

当机体或呼吸道局部防御功能降低时，原先存在于上呼吸道或从外界侵入的病毒和细菌迅速繁殖，引起本病。年老体弱者和儿童易患本病。

【病理】

可无明显病理学改变，也可出现上皮细胞破坏和少量单核细胞浸润。鼻腔和咽黏膜充血、水肿，有较多量浆液性及黏液性炎性渗出。继发细菌感染后，有中性粒细胞浸润和脓性分泌物。

【临床表现】

（一）普通感冒

俗称"伤风"，又称急性鼻炎，以鼻咽部卡他症状为主要临床表现。成人多数由鼻病毒引起，也可由副流感病毒、呼吸道合胞病毒、埃可病毒、柯萨奇病毒等引起。

本病起病较急，初期有咽部干、痒或烧灼感，可有打喷嚏、鼻塞、流清水样鼻涕等症状。2~3 天后，鼻涕变稠，常伴咽痛、流泪、听力减退、味觉迟钝、咳嗽、声音嘶哑和呼吸不畅等上呼吸道症状。通常无全身症状和发热，有时可出现低热、轻度畏寒和头痛。体检时可见鼻黏膜充血、水肿，有分泌物，咽部轻度充血等。普通感冒大多为自限性，一般 5~7 天痊愈，有并发症者可致病程迁延。

（二）急性病毒性咽炎、喉炎

1. 急性病毒性咽炎

多数由鼻病毒、腺病毒、流感病毒、副流感病毒、肠病毒或呼吸道合胞病毒等引起。临床主要表现为咽部发痒和灼热感，咳嗽少见。流感病毒和腺病毒感染时可有发热和乏力，咽部明显充血、水肿，颌下淋巴结肿痛；腺病毒感染时常常合并眼结膜炎；当有吞咽疼痛时，提示链球菌感染。

2. 急性病毒性喉炎

常由鼻病毒、甲型流感病毒、副流感病毒或腺病毒等引起。临床特征为声音嘶哑、说话困难、咳嗽伴咽喉疼痛及发热等。体检时可见喉部水肿、充血、局部淋巴结轻度肿大伴触痛，有时可闻及喘鸣音。

3. 疱疹性咽峡炎

主要由柯萨奇病毒引起。临床表现为明显咽痛、发热，体检时可见咽部充血，软腭、悬雍垂、咽部和扁桃体表面有灰白色疱疹和浅表溃疡，周围有红晕。病程为 1 周左右。夏季好发，儿童多见，偶见于成人。

4. 急性咽结膜炎

主要由腺病毒和柯萨奇病毒等引起。临床表现为发热、咽痛、畏光、流泪等；体检时可见咽部和结膜充血明显。病程为 4~6 天。夏季好发，儿童多见，游泳者中易于传播。

5. 急性咽-扁桃体炎

主要由溶血性链球菌引起，也可由流感嗜血杆菌、肺炎链球菌、葡萄球菌等致病菌引起。临床特点为起病急、咽痛明显、畏寒、发热（体温可达 39℃ 以上）等。体检时可见咽部充血明显，扁桃体肿大、充血、表面有脓性分泌物，颌下淋巴结肿大、压痛，肺部检查无异常发现。

【并发症】

部分患者并发急性鼻窦炎、中耳炎、气管-支气管炎或肺炎。少数患者可并发风湿病、肾小球肾炎和病毒性心肌炎等。

【实验室和辅助检查】

(一) 血液常规检查

病毒性感染时白细胞计数正常或偏低，淋巴细胞比例升高；细菌感染时，白细胞总数和中性粒细胞比例增多，可出现核左移现象。

(二) 病原学检查

一般情况下可不做。必要时可用免疫荧光法、酶联免疫吸附检测法、血清学诊断法或病毒分离和鉴定方法确定病毒的类型；细菌培养和药物敏感试验有助于细菌感染的诊断和治疗。

【诊断和鉴别诊断】

(一) 诊断

1. 临床诊断

根据患者的病史、流行情况、鼻咽部的卡他和炎症症状以及体征，结合外周血象和胸部 X 线检查结果等，可作出本病的临床诊断。

2. 病因学诊断

借助于病毒分离、细菌培养，或病毒血清学检查、免疫荧光法、酶联免疫吸附检测法和血凝抑制试验等，可确定病因学诊断。

(二) 鉴别诊断

本病应与下列疾病相鉴别：

1. 流行性感冒

患者可有上呼吸道感染表现，但具有下列特点：①传染性强，常有较大范围的流行；②起病急，全身症状较重，有高热、全身酸痛和眼结膜炎；③鼻咽部炎症症状和体征较轻；④致病原是流感病毒，检测呼吸道标本（咽拭子、鼻咽或器官抽取物）的流感病毒核酸可明确诊断。

2. 过敏性鼻炎

临床症状与本病相似，易于混淆。鉴别要点包括：①起病急骤，可在数分钟内突然发生，亦可在数分钟至 2 小时内症状消失；②鼻腔发痒、连续打喷嚏、流出多量清水样鼻涕；③发作与气温突变或与接触周围环境中的变应原有关；④鼻腔黏膜苍白、水肿，鼻分泌物涂片可见多量嗜酸性粒细胞。

3. 急性传染病

麻疹、脊髓灰质炎、脑炎等急性传染病的早期常有上呼吸道症状，易与本病混淆。为了防止误诊和漏诊，对于在上述传染病流行季节和流行地区有上呼吸道感染症状的患者，应密切观察，进行必要的实验室检查。

【治疗】

对于呼吸道病毒感染目前尚无特效抗病毒药物，故本病的治疗以对症治疗为主。

（一）对症治疗

1. 休息

发热、病情较重或年老体弱的患者应卧床休息，多饮水，保持室内空气流通，防止受寒。

2. 解热镇痛

有头痛、发热、周身肌肉酸痛症状者，可酌情应用解热镇痛药如对乙酰氨基酚、阿司匹林、布洛芬等。小儿感冒忌用阿司匹林，以防 Reye 综合征。

3. 抗鼻塞

有鼻塞，鼻黏膜充血、水肿，咽痛等症状者，可应用盐酸伪麻黄碱等选择性收缩上呼吸道黏膜血管的药物滴鼻。

4. 抗过敏

有频繁喷嚏、多量流涕等症状的患者，可酌情选用马来酸氯苯那敏或苯海拉明等抗过敏药物。为了减轻这类药物引起的头晕、嗜睡等不良反应，宜在临睡前服用。

5. 镇咳

对于咳嗽症状较为明显者，可给予右美沙芬、喷托维林等镇咳药。

鉴于本病患者常常同时存在上述多种症状，有人主张应用由上述数种药物组成的复方制剂，以方便服用，还可抵消其中有些药物的不良反应。为了避免抗过敏药物引起的嗜睡作用对白天工作和学习的影响，有一些复方抗感冒药物分为白片和夜片，仅在夜片中加入抗过敏药。

(二) 病因治疗

1. 抗病毒治疗

对于无发热、免疫功能正常的患者无须应用，对免疫缺陷患者，应及早使用。可酌情选用抗病毒药利巴韦林或奥司他韦等。

2. 抗细菌治疗

如有细菌感染证据如白细胞及 C 反应蛋白升高、咽部脓苔、咳黄痰等，可酌情选用抗感染药物，如青霉素类、头孢菌素类、大环内酯类，在高水平青霉素耐药肺炎链球菌感染时可使用呼吸氟喹诺酮类（左氧氟沙星、莫西沙星、吉米沙星）等。对于单纯病毒感染者不应用抗菌药物。

(三) 中医治疗

根据中医辨证施治的原则，应用中药治疗本病有一定疗效。正柴胡饮、小柴胡冲剂和板蓝根冲剂等在临床应用较为广泛。

【预后和预防】

（一）预后

多数上呼吸道感染的患者预后良好，但极少数年老体弱、有严重并发症的患者预后不良。

（二）预防

增强机体抵抗力是预防本病的主要方法。

1. 避免发病诱因

包括避免与感冒患者的接触；避免受凉、淋雨；避免过度疲劳等。

2. 增强体质

坚持有规律的、适度的运动；坚持耐寒锻炼等。

对于经常、反复发生上呼吸道感染的患者，可酌情应用卡介苗素、细菌溶解物等，有适应证者可注射呼吸道多价菌苗。

第二节 急性气管–支气管炎

急性气管–支气管炎（acute tracheobronchitis）是由感染、物理、化学刺激或过敏因素引起的气管–支气管黏膜的急性炎症。临床主要症状为咳嗽和咳痰。常发生于寒冷季节或气温突然变冷时。

【病因和发病机制】

（一）微生物

病毒感染是急性气管–支气管炎的常见病因，包括腺病毒、鼻病毒、流感病毒、呼吸道合胞病毒和副流感病毒等。细菌可从少部分患者分离，常为流感嗜血杆菌、肺炎链球菌、卡他莫拉菌等。近年来，因支原体和衣原体引起的急性气管-支气管炎也趋多见。本病多数发生于受凉、淋雨、过度疲劳等诱因导致机体气管-支气管防御功能受损时，往往在病毒感染的基础上继发细菌感染。

（二）物理、化学刺激

冷空气、粉尘、刺激性气体或烟雾（如二氧化硫、二氧化氮、氨气、氯气、臭氧等）的吸入，均可引起气管-支气管黏膜的急性损伤和炎症。

（三）过敏反应

多种变应原均可引起气管和支气管的变态反应，常见者包括花粉、有机粉尘、真菌孢子等的吸入，钩虫、蛔虫的幼虫在肺内移行及细菌蛋白质引起机体的过敏等。

【病理】

气管、支气管黏膜充血、水肿，有淋巴细胞和中性粒细胞浸润；纤毛细胞损伤、脱落；黏液腺体增生、肥大，分泌物增加。病变一般仅限于气管及近端支气管。炎症消退后，气道黏膜的结构和功能可恢复正常。

【临床表现】

（一）症状

起病较急，常先有上呼吸道感染症状，继之出现干咳或伴少量黏痰，痰量逐渐增多、咳嗽症状加剧，偶可痰中带血。如果伴有支气管痉挛，可出现程度不同的胸闷、气喘。全身症状一般较轻，可有低到中度发热，多在 3~5 天后降至正常。咳嗽和咳痰可延续 2~3 周才消失。伴有气管炎可表现为呼吸及咳嗽时胸骨后剧烈疼痛感。

（二）体征

体检时两肺呼吸音多粗糙，可闻及散在湿性啰音，啰音部位常常不固定，咳嗽后可减少或消失。支气管痉挛时可闻及哮鸣音。

【实验室和辅助检查】

（一）血液常规检查

多数病例的白细胞计数和分类无明显改变，细菌感染时白细胞总数和中性粒细胞可增多。

（二）痰液检查

痰液涂片和培养可发现致病菌。

（三）胸部 X 线

多数表现为肺纹理增粗，少数病例无异常表现。

【诊断和鉴别诊断】

（一）诊断

根据上述病史，咳嗽和咳痰等临床症状，两肺闻及散在干、湿性啰音，结合外周血象和胸部 X 线检查结果，可对本病作出临床诊断。痰液涂片和培养等检查有助于病因诊断。

（二）鉴别诊断

需与本病相鉴别的疾病包括：

1. 流行性感冒

常有流行病史；起病急骤，全身中毒症状重，可出现高热、全身肌肉酸痛、头痛、乏力等症状，但呼吸道症状较轻；根据病毒分离和血清学检查结果可确定诊断。

2. 急性上呼吸道感染

鼻咽部症状明显；一般无显著的咳嗽、咳痰；肺部无异常体征；胸部 X 线正常。

3. 其他疾病

支气管肺炎、肺结核、支气管哮喘（包括咳嗽变异性哮喘）、肺脓肿、麻疹、百日咳等多种疾病，均可能出现类似急性气管-支气管炎的临床症状，应根据这些疾病的临床特点逐一加以鉴别。

【治疗】

（一）一般治疗

适当休息、注意保暖、多饮水，避免吸入粉尘和刺激性气体。

（二）对症治疗

1. 镇咳

可酌情应用右美沙芬、喷托维林或苯丙哌林等镇咳剂。但对于有痰的患者不宜给予可待因等强力镇咳药，以免影响痰液排出。兼顾镇咳与祛痰的复方制剂在临床应用较为广泛。若咳嗽持续不缓解，可考虑应用吸入糖皮质激素缓解症状。

2. 祛痰

除了复方氯化铵、溴己新、N-乙酰-L-半胱氨酸（NAC）和鲜竹沥等常用祛痰药外，近年来，溴己新的衍生物盐酸氨溴索和从桃金娘科植物中提取的标准桃金娘油也在临床广泛应用。

3. 解痉、抗过敏

对于发生支气管痉挛的患者，可给予解痉平喘和抗过敏药物，如支气管扩张剂氨茶碱、沙丁胺醇和马来酸氯苯那敏等。

（三）抗菌药物治疗

仅在有细菌感染证据时使用。一般可选用青霉素类、头孢菌素、大环内酯类（红霉素、罗红霉素、阿奇霉素等）或呼吸喹诺酮类抗菌药物。

【预后和预防】

（一）预后

多数患者的预后良好，但少数治疗延误或不当、反复发作的患者，可因病情迁延发展为慢性支气管炎。

（二）预防

避免受凉、劳累，防治上呼吸道感染，避免吸入环境中的变应原，净化环境，防止空气污染，可预防本病的发生；参加适当的体育锻炼，增强体质，提高呼吸道的抵抗力。

第三节　慢性支气管炎

慢性支气管炎是由于感染或非感染因素引起气管、支气管黏膜及其周围组织的慢性非特异性炎症。其病理特点是支气管腺体增生、黏液分泌增多。临床出现有连续两年以上，每年持续 3 个月以上的咳嗽、咳痰或气喘等症状。早期症状轻微，多在冬季发作，春暖后缓解；晚期炎症加重，症状长年存在，不分季节。疾病进展又可并发阻塞性肺气肿、肺源性心脏病，严重影响劳动力和健康。

一、诊断

(一) 症状与体征

1. 症状

部分患者在起病前有急性支气管炎、流感或肺炎等急性呼吸道感染史。患者常在寒冷季节发病,出现咳嗽、咳痰、尤以晨起为著,痰呈白色黏液泡沫状,黏稠不易咳出。在急性呼吸道感染时,症状迅速加剧。痰量增多,黏稠度增加或为黄色脓性,偶有痰中带血。慢性支气管炎反复发作后,支气管黏膜的迷走神经感受器反应性增高,副交感神经功能亢进,可出现过敏现象而发生喘息。随着病情发展终年咳嗽,咳痰不停,秋冬加剧。喘息型支气管炎患者在症状加剧或继发感染时,常有哮喘样发作,气急不能平卧。呼吸困难一般不明显,但并发肺气肿后,随着肺气肿程度增加,则呼吸困难逐渐增剧。

2. 体征

本病早期多无体征。有时在肺底部可听到干、湿啰音。喘息型支气管炎在咳嗽或深吸气后可听到哮喘音,发作时,有广泛哮鸣音。长期发作的病例可有肺气肿的体征。

(二) 辅助检查

1. 实验室检查

(1) 血常规:继发感染时白细胞计数和中性粒细胞计数增多,有时嗜酸粒细胞也可增多。

(2) 痰液检查:涂片或培养可查见致病菌。

2. 胸部 X 线片

早期无明显改变,以后有肺纹理增粗、紊乱,呈网状或束条状,以下肺野为主,中晚期肺透亮度增加、肋间隙增宽,横膈位置下降。

3. 肺功能检查

小气道阻塞时最大呼气流速-容量曲线流量降低，闭合气量增大；中大气道狭窄、阻塞时，第 1 秒用力呼气量（FEV_1）降低，最大通气量（MVV）降低，肺活量的最大呼气量（FEF25%~75%）降低。

（三）诊断要点

（1）咳嗽、咳痰或伴有喘息。

（2）每年发病持续 3 个月，连续 2 年或以上。

（3）排除其他心肺疾病。

（4）如每年发病持续不足 3 个月，但有明确的客观检查依据（如 X 线、呼吸功能等）也可诊断。

（四）鉴别诊断

1. 肺结核

活动性肺结核常伴有低热、乏力、盗汗、咯血等症状；咳嗽和咳痰的程度与肺结核的活动性有关。X 线检查可发现肺部病灶，痰结核菌检查阳性，老年肺结核的毒性症状不明显，常因慢性支气管炎症状的掩盖，长期未被发现，应特别注意。

2. 支气管哮喘

起病年龄较轻，常有个人或家族过敏性病史；气管和支气管对各种刺激的反应性增高，表现为广泛的支气管痉挛和管腔狭窄，临床上有阵发性呼吸困难和咳嗽，发作短暂或持续。胸部叩诊有过清音，听诊有呼气延长伴高音调的哮鸣音。晚期常并发慢性支气管炎。嗜酸粒细胞在支气管哮喘患者的痰中较多，而喘息型支气管炎患者的痰中较少。

3. 支气管扩张

多发生于儿童或青年期，常继发于麻疹、肺炎或百日咳后，有反复大量脓痰和咯血症状。两肺下部可听到湿啰音。胸部 X 线检查两肺下部支气管阴影增深，病变严重者可见卷发状阴影。支气管碘油造影示柱状或囊状支气管扩张。

4. 心脏病

由于肺淤血而引起的咳嗽，常为干咳，痰量不多。详细询问病史可发现有心悸、气急、下肢水肿等心脏病征象。体征、X 线和心电图检查均有助于鉴别。

5. 肺癌

多发生在 40 岁以上男性，长期吸烟者，常有痰中带血，刺激性咳嗽。胸部 X 线检查肺部有块影或阻塞性肺炎。痰脱落细胞或纤维支气管镜检查可明确诊断。

二、治疗

（一）一般治疗

如为缓解期，患者应加强锻炼，增强体质，提高免疫功能。患者应注意个人卫生，避免各种诱发因素的接触和吸入。注意预防感冒。

（二）药物治疗

（1）控制感染：慢性支气管炎急性发作的主要原因是呼吸道感染。如能培养出致病菌，可按药敏试验选用抗生素；如无药敏试验结果，可据病情轻重经验性选用阿莫西林、头孢拉啶、罗红霉素、头孢克洛或莫西沙星等，疗程 7~10日。低热、痰量不多、咳嗽不明显等病情较轻者，可用阿莫西林胶囊 0.5 g，3 次/日，口服（青霉素皮试阴性后用）；或用克林霉素胶囊 0.3 g，3 次/日，口服；或用头孢拉啶胶囊 0.5 g，3~4 次/日，口服；或用莫西沙星片 0.4 g，1 次/日，口服。有高热、痰量明显增多、明显咳嗽、白细胞明显升高等病情较重者，可用青霉素 80 万 U，2 次/日，肌内注射（青霉素皮试阴性后用）；或用青霉素 240 万U 加入 5%葡萄糖氯化钠注射液 250 mL 中静脉滴注，2 次/日。亦可据病情联合用药。

（2）祛痰镇咳：可选用复方甘草合剂 10 mL，3 次/日，口服；或用溴己新 8～16 mg，3 次/日，口服；或用氨溴索（沐舒坦）30 mg，3 次/日，口服；或用稀化黏素（吉诺通）0.3 g，3 次/日，口服。

（3）解痉平喘：有气喘者加服平喘药物，可用抗胆碱能药物溴化异丙托品（爱全乐）40～80 μg 吸入，3～4 次/日；或用 β_2 受体激动药沙丁胺醇 100～200 μg，每 24 小时不超过 8～12 喷；或用氨茶碱 0.1 g，3 次/日，口服；如上述药物使用后气道仍有持续阻塞，亦可每日加用泼尼松 20～40 mg，分次口服。

三、病情观察

主要应观察咳嗽的性质、咳痰的量和颜色以及有无异味，有无喘息及其严重程度，有无发热，重点注意患者对治疗的反应，评估治疗效果。

四、病历记录

（一）门急诊病历

记录患者就诊时的症状及发病过程，发病诱因、过敏史、吸烟史，起病情况；咳嗽、咳痰的时间、性质，尤其注意有无痰血；喘息的特点，是否与活动、劳动有关。体检记录有无锁骨上淋巴结肿大、桶状胸，是否呼吸音降低或闻及啰音。首次门诊应做胸部 X 线和肺功能检查，以利鉴别诊断和了解有无气流受限，并记录在案。

（二）住院病历

慢性支气管炎常因急性发作或出现并发症而住院。应重点记录患者对所采取治疗措施的反应、病情的变化。

五、注意事项

（一）医患沟通

经治医师应主动告知患者及家属，本病反复发作的特点及诊断治疗方法，以便患者及家属能理解、配合。如疾病迁延反复、肺功能有损害，应采取积极的治疗，并可吸入糖皮质激素，以减慢肺功能下降的速度；缓解期则应加强功能锻炼；从事粉尘类工作的患者应加强防护或更换工作。治疗中如排除其他肺部疾病者需行特殊检查的（如支气管镜检查），应预先告知患者及家属有关检查的利弊、风险，家属签字表示同意后施行。

（二）经验指导

（1）本病以长期反复急性发作与缓解交替为特点，患者多有长期吸烟或经常吸入刺激性气体或粉尘的病史。过度劳累、气候变化和感冒常为诱因，引起急性发作或病情加重，或由上呼吸道感染迁延不愈，演变发展为慢性支气管炎。有明确的客观检查依据（如 X 线、呼吸功能等）者，虽其症状和体征不典型，亦应诊断为慢性支气管炎。

（2）经治医师应区分患者是急性发作期抑或临床缓解期，因为处于疾病的不同时期，治疗的侧重点有所区别。如为缓解期，可使用免疫调节药，提高自身抵抗力，减少发作。如为急性期，主要是予以抗感染、祛痰、镇咳以及解痉平喘等治疗。具体患者的症状可不相同，治疗时可根据患者的实际临床症状，予以治疗。

（3）一般根据患者肺功能的受损程度来判断患者是否需要长期使用支气管扩张药，从临床角度看，避免急性发作比治疗更为重要。建议患者戒烟也是治疗措施之一，因为下降的肺功能在戒烟后可以部分恢复或改善。

第四节 慢性阻塞性肺疾病

慢性阻塞性肺疾病（chronic obstructive pulmonary disease，COPD）是一种具有气流受限特征的疾病，气流受限不完全可逆，呈进行性发展，与肺部对有害气体或有害颗粒的异常炎性反应有关。COPD 与慢性支气管炎和肺气肿密切相关。通常，慢性支气管炎是指在除外慢性咳嗽的其他已知原因后，患者每年咳嗽、咳痰 3 个月以上，并连续 2 年者。肺气肿则指肺部终末细支气管远端气腔出现异常持久的扩张，并伴有肺泡壁和细支气管的破坏而无明显的肺纤维化。当慢性支气管炎、肺气肿患者肺功能检查出现气流受限、并且不能完全可逆时，则能诊断 COPD。如患者只有"慢性支气管炎"和（或）"肺气肿"，而无气流受限，则不能诊断为 COPD。

一、诊断

（一）症状与体征

1. 症状

临床主要症状为咳嗽、咳痰、气短、喘息等。随着疾病进展，急性加重变得越来越频繁。上述症状常有昼夜节律，晨起咳嗽、咳痰重和季节性（冬春）发作等特点。吸烟、接触有害气体（SO_2、NO_2、Cl_2）、过度劳累、气候突然变化、上呼吸道感染等经常是上述症状的诱因。后期可存在活动后气短，如跑步、上楼或地面上快行，甚者洗脸、穿衣或静息时也有气短症状。经休息、吸氧、吸入药物等气短可缓解。长期患病有乏力、体重下降等表现。急性发作期可存在神志改变、睡眠倒错等。

2. 体征

早期多无异常，或可在肺底部闻及散在干、湿啰音，咳嗽排痰后啰音可消失，急性发作期肺部啰音可增多。后期体位呈前倾坐位或端坐呼吸。辅助呼吸肌参与呼吸运动，出现三凹征。眼球结膜充血、水肿。甲床、口唇发绀。胸廓外形前后径增宽，肋间隙宽度，剑突下胸骨下角（腹上角）增宽。呼吸运动速率加快，幅度增大，语颤减弱。叩诊肺肝界下移，肺底移动度减小，心浊音界缩小。听诊肺部呼吸音减弱，呼气相延长，可闻及干、湿啰音。剑突下心音清晰、心率加快、心律不规则等。如并发气胸、肺源性心脏病等可存在相应体征。

（二）辅助检查

1. 实验室检查

（1）血常规：缓解期患者白细胞总数及分类多正常；急性发作期，尤其是并发细菌感染时白细胞总数和中性粒细胞可升高，伴核左移。

（2）血气分析：对于晚期 COPD 患者，动脉血气分析测定非常重要，可以确定患者是否并发有呼吸衰竭和酸碱失衡；在海平面及呼吸室内空气的条件下，$PaO_2 < 8.0$ kPa（60 mmHg），伴或不伴 $PaCO_2 > 6.0$ kPa（45 mmHg），诊断为呼吸衰竭。

（3）痰培养：可检出病原菌，常见的病原菌有肺炎链球菌、流感嗜血杆菌、卡他莫拉菌、肺炎克雷白杆菌、白念珠菌等。同时做药物敏感试验可指导临床合理应用抗生素治疗。

（4）α_1 抗胰蛋白酶（α_1-AT）：α_1-AT 是肝脏合成的急性期蛋白，其主要作用是抗蛋白水解酶特别是对中性粒细胞释放的弹力酶的抑制作用。目前有一种学说认为肺气肿的发生是由于蛋白酶和抗蛋白水解酶之间不平衡所致，α_1-AT 是人体最重要的抗蛋白水解酶，α_1-AT 缺乏的纯合子易患肺气肿，但我国极少有此型遗传缺陷。

2. 肺功能检查

是判断气流受限的主要客观指标，对 COPD 诊断、严重程度评价、疾病进展、预后及治疗反应等有重要意义。检查可见 FEV_1（第 1 秒用力呼气量）或 FEV_1/FVC（用力肺活量）、MVV（最大通气量）下降，RV（残气量）/TLC（肺总量）加大。

3. 胸部 X 线检查

COPD 早期胸片可无变化，以后可出现肺纹理增粗、紊乱等非特异性改变，也可出现肺气肿改变。胸部 X 线片改变对 COPD 诊断特异性不高，主要作为确定肺部并发症及与其他肺疾病鉴别之用。

4. 胸部 CT 检查

CT 检查不应作为 COPD 的常规检查。高分辨 CT，对有疑问病例的鉴别诊断有一定意义。

（三）诊断要点

（1）长期吸烟或长期吸入有害气体、粉尘史。

（2）慢性咳嗽、咳痰，每年超过 3 个月并连续 2 年以上和（或）活动后气短。

（3）$FEV_1 < 80\%$预计值和（或）$FEV_1/FVC < 70\%$。

（4）除外其他慢性心肺疾病如支气管哮喘、支气管扩张、肺间质纤维化、左心充血性心力衰竭等。

符合以上 4 条或（2）、（3）、（4）条者可确定诊断。

另外，COPD 根据严重程度分为 3 级，即轻度、中度和重度。①轻度：$FEV_1/FVC < 70\%$，$FEV_1 \geqslant 80\%$预计值，有或无慢性症状（咳嗽、咳痰）。②中度：$FEV_1/FVC < 70\%$，$30\% \leqslant FEV_1 < 80\%$预计值。ⅡA：$50\% \leqslant FEV_1 < 80\%$预计值；ⅡB：$30\% \leqslant FEV_1 < 50\%$预计值；有或无慢性症状（咳嗽、咳痰、气短）。③重度：$FEV_1/FVC < 70\%$，$FEV_1 < 30\%$预计值或有呼吸衰竭/心力衰竭表现。

（四）鉴别诊断

1. 支气管哮喘

COPD 多于中年后起病，哮喘则多在儿童或青少年期起病；COPD 症状缓慢进展，逐渐加重，哮喘则症状起伏大；COPD 多有长期吸烟史和（或）有害气体、颗粒接触史，哮喘则常伴过敏体质、过敏性鼻炎和（或）湿疹等，部分患者有哮喘家族史；COPD 时气流受限基本为不可逆性，哮喘时则多为可逆性。病程长的哮喘患者可发生气道重构，气流受限不能完全逆转；而少数 COPD 患者伴有气道高反应性，气流受限部分可逆。此时应根据临床及实验室所见全面分析，必要时做支气管激发试验、支气管舒张试验和（或）最大呼气量（PEF）昼夜变异率来进行鉴别，但需注意，有时两种疾病可重叠存在。

2. 支气管扩张症

常于儿童期和青少年期发病并反复发作迁延，主要表现为慢性咳嗽、咳痰，痰量和痰的性质不等，部分有咯血，肺部听诊有固定部位的细湿啰音，咳嗽后性质不变是本病的特征性体征；胸部 CT 或支气管造影有助于鉴别。

3. 肺结核

可有午后低热、乏力、盗汗等结核中毒症状，痰检可发现结核分枝杆菌，胸部 X 线片检查可发现病灶。

4. 肺癌

有慢性咳嗽、咳痰，近期痰中可带血丝，并反复发作，胸部 X 线片及 CT 可发现占位病变或阻塞性肺不张或肺炎。痰细胞学检查、纤维支气管镜检查以及肺活检，可有助于明确诊断。

二、治疗

GOPD 急性加重且病情严重者需住院治疗。

（一）COPD 急性加重处理

1. COPD 急性加重到医院就诊或住院进行治疗的指征

（1）症状显著加剧，如突然出现的静息状态下呼吸困难。

（2）出现新的体征（如发绀、外周水肿）。

（3）原有治疗方案失败。

（4）有严重的伴随疾病。

（5）新近发生的心律失常。

（6）诊断不明确。

（7）高龄患者的 COPD 急性加重。

（8）院外治疗不力或条件欠佳。

2. COPD 急性加重收入重症监护治疗病房的指征

（1）严重呼吸困难且对初始治疗反应不佳。

（2）精神紊乱，嗜睡、昏迷。

（3）经氧疗和无创正压通气后，低氧血症（PO_2<6.7 kPa）仍持续或呈进行性恶化，和（或）高碳酸血症（$PaCO_2$ > 9.3kPa）严重或恶化，和（或）呼吸性酸中毒（pH<7.3）严重或恶化。

3. COPD 急性加重期住院患者的处理方案

（1）根据症状、动脉血气、胸部 X 线片等评估病情的严重程度。

（2）控制性氧疗并于 30 分钟后复查血气。

（3）应用支气管扩张药：增加剂量或频率；联合应用 β_2 受体兴奋药和抗胆碱能药物；使用储雾器或气动雾化器；考虑静脉加用茶碱类药物。

（4）口服或静脉加用糖皮质激素。

（5）细菌感染是 COPD 急性加重的重要原因，应密切观察细菌感染征象，积极、合理地使用抗菌药。

（6）考虑应用无创性机械通气。

（7）整个治疗过程中应注意水和电解质平衡和营养状态；识别和处理可能发生的并发症（如心力衰竭、心律失常等）。

（二）COPD 加重期的主要治疗方法

1. 控制性氧疗

氧疗是 COPD 加重期患者住院的基础治疗。COPD 加重期患者氧疗后应达到满意的氧和水平（PaO_2>8.0 kPa 或 SaO_2>90%），但应注意可能发生潜在的 CO_2 潴留。给氧途径包括鼻导管或 Venturi 面罩，Venturi 面罩更能精确的调节吸入氧浓度。氧疗 30 分钟后应复查动脉血气以确认氧合是否满意及是否发生 CO_2 潴留或酸中毒。

2. 选用抗菌药

当患者呼吸困难加重，咳嗽伴有痰量增加及脓性痰时，应根据患者所在地常见病原菌类型及药物敏感情况积极选用抗菌药。COPD 患者多有支气管-肺部感染反复发作及反复应用抗菌药的病史，且部分患者合并有支气管扩张，因此这些患者感染的耐药情况较一般肺部感染患者更为严重。长期应用广谱抗菌药和糖皮质激素易导致真菌感染，以采取以预防和抗真菌措施。

3. 选用支气管舒张药

（1）溴化异丙托品气雾剂（MDI）2 喷，每日 2~3 次或本品 1 mL+生理盐水 20 mL 以压缩空气为动力吸入。

（2）β_2 受体激动药：喘乐宁或特布他林 1~2 喷，每日 2~3 次，病情重者可加用沙丁胺醇 2.4 mg，每日 3 次，或特布他林 2.5 mg，每日 3 次口服。

（3）茶碱类：舒弗美 0.1~0.2 g，每日 2 次或葆乐辉 0.2~0.4 g，每晚 1 次口服。对茶碱反应明显患者或难以耐受者可改用二羟丙茶碱 0.2 g，每日 3 次口服，重症者可考虑静脉滴注氨茶碱。

4. 使用糖皮质激素

COPD 加重期住院患者宜在应用支气管扩张药基础上加服或静脉使用糖皮质激素。激素的剂量要权衡疗效及安全性，建议口服泼尼松每日 30~40 mg，连续 10~14 日。也可静脉给予甲泼尼龙。

5. 机械通气的应用

（1）无创性间断正压通气（NIPPV）：可降低 $PaCO_2$，减轻呼吸困难，从而减少气管插管和有创机械通气的使用，缩短住院天数，降低患者的死亡率。使用 NIPPV 要注意掌握合理的操作方法，避免漏气，从低压力开始逐渐增加辅助吸气压和采用有利于降低 $PaCO_2$ 的方法，从而提高 NIPPV 的效果，下列 NIPPV 在 COPD 加重期的选用和排除标准可作为应用 NIPPV 的参考。

选用标准（至少符合其中两项）：①中至重度呼吸困难，伴辅助呼吸肌参与呼吸并出现腹部矛盾运动；②中至重度酸中毒（pH7.30~7.35）和高碳酸血症（$PaCO_2$ 为 6.0~8.0 kPa）；③呼吸频率>25 次/分。

排除标准（符合下列条件之一）：①呼吸抑制或停止；②心血管系统功能不稳定（低血压、心律失常、心肌梗死）；③嗜睡、神志障碍及不合作者；④易误吸者；⑤痰液黏稠或有大量气道分泌物；⑥近期曾行面部或胃食管手术者；⑦头面部外伤，固有的鼻咽部异常；⑧极度肥胖；⑨严重的胃肠胀气。

（2）有创性（常规）机械通气：在积极药物治疗的条件下，患者呼吸困难仍呈进行性恶化，出现危及生命的酸碱异常和（或）神志改变时宜用有创性机械通气治疗。

有创性机械通气在 COPD 加重期的具体应用指征如下：①严重呼吸困难，辅助呼吸肌参与呼吸，并出现胸腹矛盾运动；②呼吸频率>30 次/分；③危及生命的低氧血症（PaO_2<5.3 kPa 或 PaO_2/FiO_2<26.7 kPa）；④严重的呼吸性酸中毒（pH<7.25）及高碳酸血症；⑤呼吸抑制或停止；⑥嗜睡、神志障碍；⑦严重心血管系统并发症（低血压、休克、心力衰竭）；⑧其他并发症（代谢紊乱、脓毒血症、肺炎、肺血栓栓塞症、气压伤、大量胸腔积液）；⑨NIPPV 失败或存在 NIPPV 的排除指征。

在决定终末期 COPD 患者是否使用机械通气时还需参考病情好转的可能性，患者自身意愿及强化治疗的条件。

最广泛使用的三种通气模式包括辅助-控制通气（A-CMV）、压力支持通气（PSV）或同步间歇强制通气（SIMV）与 PSV 联合模式（SIMV+PSV）。因 COPD 患者存在内源性呼气末正压（PEEPi），为减少因 PEEPi 所致吸气功耗增加和人-机不协调，可常规加用一适当水平（为 PEEPi 的 70%~80%）的外源呼气末正压（PEEP）。

6. 其他治疗措施

在严密监测出入量和血电解质情况下适当补充液体和电解质；注意补充营养，对不能进食者经胃肠补充要素饮食或予静脉高营养；对卧床、红细胞增多症或脱水的患者，无论是否有血栓栓塞性疾病均可考虑使用肝素或低分子肝素；积极排痰治疗；识别并治疗伴随疾病（冠心病、糖尿病等）及并发症（休克、DIC、上消化道出血、肾功能不全者等）。

7. 戒烟

凡吸烟者应劝告患者尽早戒烟，并提供切实有效的戒烟方法。

8. 出院医嘱

包括坚持戒烟，具备条件者进行家庭长程氧疗，康复锻炼，预防上呼吸道感染，定期复查肺功能（FEV_1、$FEV_1/FVC\%$），有症状时酌情使用抗胆碱能药、β_2 受体激动药，缓释和控释茶碱、祛痰药物等。

三、病情观察

治疗过程中主要应观察患者有无咳嗽、咳痰和喘息及其严重程度，并密切观察患者对治疗的反应，评估治疗疗效，检测血电解质、血气分析等了解有无电解质紊乱或有无低氧血症等，并予以相应的治疗。

四、病历记录

（一）门急诊病历

需记录患者呼吸困难的程度，是否影响日常生活质量，有无 COPD 的危险因素如吸烟（包括被动吸烟）、职业粉尘、过敏等。体检记录有无肺气肿体征和肺疗感染。辅助检查记录患者的胸部 X 线片、肺功能检查、血气分析等结果。

（二）住院病历

COPD 常因急性加重而入院，应重点记录患者入院治疗后的病情变化、治疗疗效，记录患者行动脉血气和肺功能等检查的结果。

五、注意事项

（一）医患沟通

经治医师应主动教育和督促患者戒烟，介绍并使患者了解 COPD 的病理生理与临床特点，使患者掌握本病的一般治疗方法和规范性的治疗手段，教会患者自我控制病情的技巧，如腹式呼吸及缩唇呼吸锻炼等。嘱患者应定期复查肺功能，以便及时调整治疗方案。如为晚期 COPD 或有急性发作加重时，应如实向家属告知病情、预后，以便家属能理解、配合。

（二）经验指导

（1）本病临床表现可因病情处于缓解期或为急性加重期而有所不同，但一般都有咳嗽、咳痰、逐渐加重的呼吸困难，急性加重期往往表现为原有症状的加重，或有新的症状出现，如发热、气急加重等，而细菌感染则是本病急性加重的主要原因。

（2）对本病而言，肺功能检查是诊断 COPD 的"金标准"，并可帮助认识病情程度、指导治疗。胸部 X 线片、胸部 CT 等检查有助于本病与相关疾病的鉴别。尤其是 COPD 的患者大多有吸烟史；临床诊断时要注意合并肺肿瘤的可能，定期的 X 线胸部检查有助于减少误诊。

（3）COPD 急性加重且病情严重者需住院治疗。一般认为患者住院治疗的指征是：①症状显著加剧，如突然出现的静息状态下呼吸困难；②出现新的体征（如发绀、外周水肿）；③原有治疗方案失败；④有严重的伴随疾病；⑤新近发生的心律失常；⑥高龄患者的 COPD 急性加重。

（4）对于 COPD 加重早期、病情轻的患者可以在院外治疗，但需特别注意病情变化，如有神志改变，应及时决定送医院治疗。COPD 加重期的院外治疗包括适当增加以往所用支气管舒张剂的量及频度。

（5）全身使用糖皮质激素对本病的加重期治疗有益，可能加快病情缓解和肺功能改善。如果患者的基础 FEV_1<50%预计值，除支气管舒张药外可考虑加用糖皮质激素。现多认为短期（<7日）应用有益于患者治疗，延长给药时间不能增加疗效，相反使不良反应增加。

（6）COPD 症状加重、特别是痰量增加并呈脓性时应给予抗生素治疗。抗生素的选用需依据患者所在地常见病原菌类型及药物敏感情况决定，长期应用广谱抗生素和激素者易继发霉菌感染，宜采取预防和抗霉菌的措施，避免二重感染。

第五节　　肺不张

肺不张系指一个或多个肺段或肺叶的容量或含气量减少。由于肺泡内气体吸收，肺不张通常伴有受累区域的透光度降低，邻近结构（支气管、肺血管、肺间质）向不张区域聚集，有时可见肺泡腔实变，其他肺组织代偿性气肿，肺小叶、段（偶为肺叶）之间的侧支气管交通可使完全阻塞的区域仍可有一定程度的透光。

最常见的病因是支气管阻塞引起的阻塞性肺不张，其他尚有萎缩性肺不张及压迫性肺不张。

肺不张可分为先天性和后天获得性两种。先天性肺不张是指婴儿出生时肺泡内无气体充盈，临床上有严重的呼吸困难与发绀，患者多在出生后死于严重的缺氧。临床绝大多数肺不张为后天获得性。

一、诊断

（一）症状与体征

1. 症状

小块肺不张可无症状。一叶以上的肺不张常有呼吸困难、阵发性咳嗽、胸痛、发绀、心动过速，有时伴有休克现象；发病缓慢者，因胸负压对胸膜及纵隔的牵引而产生胸痛及咳嗽；部分伴有感染者，可出现发热、咳脓性痰等。大块肺不张当支气管阻塞时，患侧肋间隙狭小或凹陷，呼吸运动减弱或消失，高度浊音或实音，呼吸音及语音减弱或消失。

2. 体征

阻塞性肺不张有肺容量减少的典型体征（触觉语颤减弱、膈肌上抬、纵隔向患侧移位）、叩浊、语音震颤和呼吸音减弱或消失。如果有少量的气体进入萎陷的区域，可闻及湿啰音，可有明显的发绀和呼吸频速。如果受累的区域较小，或周围肺组织充分有效地代偿性过度膨胀，此时肺不张的体征可能不典型或缺如。非阻塞性肺不张其主要的支气管仍然通畅，故语音常有增强，呼吸音存在。

（二）辅助检查

1. 胸部 X 线检查

是诊断肺不张最重要的手段。胸部 X 线片通常即可明确叶或段不张的存在及其部位。单侧肺不张示肺野毛玻璃样、胸廓内陷、肋间隙变窄、膈面不清上抬、纵隔向患侧移位；左下叶肺不张所形成的脊柱旁三角形影在正位胸片中可因全被心影所遮盖而不易显示，但在侧位片上可清楚显示胸部下后方三角形增高阴影，其前缘为向后移位的斜裂，呈平直或稍向后凸出的包裹性积液表现不同。右肺中叶不张常使右心缘显示不清楚，但在前后位一个由肺门向外伸展的狭三角形致密影（基底部在肺门，尖部可达胸壁，上下边缘锐利），在侧位片上可清楚显示自肺门区向前、向下斜行的带状致密影（上缘可稍凸但下缘无突出现象），这与中、下叶叶间积液（呈椭圆形或梭形，上、下缘有不同程度的凸出，叶间裂可凸出，位置正常）及中叶实变（体积较大，上窄下宽，位置正常）的 X 线表现相似，应注意鉴别。

右肺上叶不张诊断一般不难，而左肺上叶不张以左侧位显示较为清楚，整个斜裂向前移位并稍向前弯曲，不张的肺叶密度增高，体积缩小。

2. 支气管镜检查

肺不张最有价值的诊断手段之一，适用于大部分病例。多数情况下可在镜下直接看到阻塞性病变并取活检。如果使用硬质支气管镜，则可扩张狭窄部位并取出外源性异物或内源性的结石。如异物或支气管结石被肉芽组织包绕，则在镜下不易明确诊断。

3. 淋巴结活检与胸腔外活检

如果肺不张由支气管肺癌或淋巴瘤所致，而纤维支气管镜活检为阴性时，斜角肌下与纵隔淋巴结活检对诊断甚有帮助。如果有明确的肺门或纵隔肿大，淋巴结活检常有阳性发现，如果放射学改变只有远端的肺组织萎陷，则难以取得阳性结果。结节病、结核、真菌感染引起肺不张时，斜角肌下和纵隔淋巴结活检偶有阳性发现。胸腔外活检（肝、骨骼、骨髓、周围淋巴结）对某些疾病如结节病、感染性肉芽肿、淋巴瘤和转移性支气管肺癌有时能提供诊断帮助。

4. 胸液检查与胸膜活检

肺不张时形成胸腔积液有多种原因。胸液可能掩盖肺不张的放射学征象。胸液检查与胸膜活检对恶性病变及某些炎症感染性病变有诊断价值。血胸见于胸部创伤或动脉瘤破裂，而血性胸液提示肿瘤、肺栓塞、结核或创伤。

5. 剖胸探查

相当多的肺不张患者因诊断性或治疗性目的最终需行剖胸手术。35%的支气管结石患者需要开胸得以确诊。由支气管肺癌、支气管狭窄、慢性炎症伴肺皱缩、局限性支气管炎以及外源性压迫所致的肺不张中也有部分病例需剖胸探查方能确诊。

6. 痰或支气管抽吸物检查

因支气管肺癌引起的肺不张进行痰或支气管抽吸物细胞学检查有重要意义，阳性率可超过50%，以小细胞肺癌最高，其次为鳞癌，而腺癌最低，应送痰检查4~6次为宜；偶尔在淋巴瘤患者痰中可查到肿瘤细胞。

痰液检查对其他原因引起的肺不张诊断意义较小，因为咳出的分泌物主要来自未发生不张的肺。应做细菌、真菌和结核杆菌的涂片检查与培养，并常规做细胞学检查。变态反应性支气管肺曲菌病时可培养出曲菌，但需注意实验室常有曲菌的污染。如果咳出痰栓，并在镜下发现大量的菌丝，即可确立诊断。

7. 血液检查

哮喘及伴有黏液嵌塞的肺曲菌感染，血嗜酸粒细胞增多，偶尔也可见于霍奇金病、非霍奇金淋巴瘤、支气管肺癌和结节病。阻塞远端继发感染时有中性粒细胞增多、红细胞沉降率增快。慢性感染和淋巴瘤多有贫血。结节病、淀粉样变、慢性感染和淋巴瘤可见血细胞蛋白增高。

血清学试验检测抗曲菌抗体对诊断变态反应性支气管肺曲菌病的敏感性与特异性较高，组织胞质菌病和球孢子菌病引起支气管狭窄时特异性补体结合试验可为阳性。

血及尿中检出 5-羟色胺对支气管肺癌引起的类癌综合征有诊断价值。

8. 皮肤试验

皮肤试验对肺不张诊断意义不大。支气管结石所致肺不张时结核菌素、球孢子菌素或组织胞质菌素皮肤试验可为阳性，并为诊断提供线索。如肺不张由肺门淋巴结肿大压迫所致，结核菌素皮试在近期转为强阳性；特别是在儿童或青少年，有一定的诊断价值。变应性支气管肺曲菌病时皮肤试验典型的为立即反应，某些患者表现为双相反应。

（三）诊断要点

通常根据临床表现和 X 线征象可做出诊断。X 线征象为肺容积缩小（表现为肋间隙变狭，横膈升高，气管、心脏和纵隔移向患侧，未累及的肺过度膨胀）以及肺组织实变和无气。如果病变仅限于一个肺段则阴影呈三角形，顶端指向肺门。小面积的肺不张由于周围肺组织膨胀，使该肺不张呈盘状表现，大多见于下叶亚段肺不张，当整个肺叶受累（肺叶不张），因肺叶无气，叶间裂移位，由于支气管、血管和淋巴管聚拢，使肺叶密度增高，确切的 X 线表现取决于哪一叶肺受累，以及其他肺组织对肺容积缩小的代偿。后前位和侧位胸片有助于诊断。

不论患者年龄大小均需寻找阻塞原因。借纤维支气管镜检查，可以见到支气管段和亚段分支。CT 检查可帮助澄清发生肺不张的原因。有经验的医师能够鉴别肺不张是由于支气管内堵塞或由于液体或气体引起的压迫性肺不张，以及慢性炎症引起的瘢痕收缩性肺不张。

（四）鉴别诊断

对短期内形成支气管阻塞伴发热、呼吸困难的肺不张应与肺炎、肺梗死鉴别，无明显症状缓慢形成的肺不张应与叶间积液、包裹性积液鉴别，而弥散的肺小叶不张呈斑片状阴影时还需注意与支气管肺炎和肺结核鉴别。

二、治疗

肺不张的治疗主要是原发病治疗。急性肺不张（包括手术后急性大面积的肺萎陷）需尽快去除基础病因；合并感染时应使用抗生素。以下情况应考虑手术切除不张的肺叶或肺段：①缓慢形成或存在时间较久的肺不张，常继发慢性炎症使肺组织机化挛缩，此时即使解除阻塞性因素，肺脏也难以复张；②由于肺不张引起频繁的感染和咯血。

（一）急性肺不张

1. 异物吸入

体位引流，鼓励咳嗽，即刻行支气管镜摘取异物。

2. 呼吸道分泌物潴留

体位引流，拍背咳痰，经常翻身，纤维支气管镜灌洗吸痰。

（二）慢性肺不张

（1）继发支气管扩张和肺纤维化，反复感染和咯血者，应做手术治疗。

（2）肿瘤或其他肉芽病变阻塞管腔引起肺不张，根据病情做手术切除，局部放疗或激光治疗或经纤维支气管镜置入支气管支架，保持气道通畅。

三、病情观察

根据患者的病史、体征，结合相关的辅助检查明确诊断者，患者应收住院，予以原发病治疗。密切观察肺不张症状，是否出现呼吸困难、阵发性咳嗽、胸痛、发绀、心动过速，有时伴有休克现象；发病缓慢者，因胸负压对胸膜及纵隔的牵引而产生胸痛及咳嗽；部分伴有感染者，可出现发热、咳脓性痰等。大块肺不张当支气管阻塞时，患侧肋间隙狭小或凹陷，呼吸运动减弱或消失，高度浊音或实音，呼吸间及语音减弱或消失。注意观察阻塞性肺不张肺容量减少的典型体征（触觉语颤减弱、膈肌上抬、纵隔向患侧移位）、叩浊音、语音震颤和呼吸音减弱或消失。

四、病历记录

（一）门急诊病历

记录患者胸痛、呼吸困难等的发病方式和时间，胸痛的性质和位置，是否随呼吸加重、咳嗽的性质，有无咯血、发热等。如为急诊，可先给予紧急处置后，再仔细询问病史；对反复发作者，需记录以往发作及诊治经过。体检记录血压、发绀、呼吸频率、肺部啰音、胸膜摩擦音等。辅助检查记录胸部 X 线片、心电图、肺通气/灌注扫描等检查结果。

（二）住院病历

重点记录本病的诊断依据、鉴别诊断要点、诊疗计划，并请上级医师把关、认可。病程记录应能全面反映治疗后相关症状、体征的变化和辅助检查的结果分析、上级医师的查房意见等。

五、注意事项

（一）医患沟通

如诊断本病，经治医师应如实告诉患者及家属本病的特点、发生过程、诊断方法、治疗手段等，以便患者及家属能理解、配合、支持采取可能的治疗方法。

实施治疗的过程中，应与患者及家属保持随时沟通，告知治疗的利弊、风险，并请患者家属签字同意为据。

（二）经验指导

（1）肺不张在临床中是十分常见的表现，它可作为一个独立事件发生，也可伴发其他疾病出现。因此，应注意辨认。肺不张的诊断包括两部分，首先确立肺不张的存在；其次明确肺不张的病因。

（2）肺段不张的诊断比较复杂，因为单独肺段不张少见，并且临近肺段可伴有代偿性肺气肿和炎症或浸润性改变。盘状或条状肺不张是亚肺段性不张在 X 线上所显示的一种特殊形态，在临床上并不少见。这种不张大多由于该部位呼吸障碍与横膈运动减弱有关，此外，因少量分泌物使支气管阻塞引起亚肺段不张。

（3）在诊断肺不张的同时，特别需注意肺不张的支气管根部有无肿块和肺门、纵隔淋巴结肿大、有无胸腔积液等。对于不明原因的肺不张与肺实变、胸腔积液等其他病变难以鉴别时，应进行胸部 CT 检查，注意观察支气管腔内外病变情况。体层摄片对下述情况帮助较大：描述萎陷肺叶的位置与形状，有无支气管空气征，有无钙化及其位置，阻塞病变的性状，有无管腔内引起阻塞的包块。CT 检查对于此类问题的诊断价值更大，特别是对下述情况明显优于体层摄影，包括明确支气管腔内阻塞性病变的位置甚或性质、探查肿大的纵隔淋巴结、鉴别纵隔包块与纵隔周围的肺不张。支气管造影主要用于了解非阻塞性肺不张中是否存在支气管扩张，但目前已基本为 CT 所取代。如怀疑肺不张由肺血栓栓塞所致，可考虑行肺通气-灌注显像或 CT 肺血管造影。

（4）对于黏液栓引起的阻塞性肺不张，纤维支气管镜下抽吸既是诊断性的也是治疗性的。纤维支气管镜下活检与刷检对引起阻塞的良性和恶性肿瘤、结节病及特异性炎症也有诊断价值。

（5）肺不张的病因诊断非常重要，一定要十分重视。一些临床状况可提示支气管阻塞和肺不张的可能性。哮喘患者持续发作喘息，发生肺不张，如胸片发现弥漫游走片状阴影，咳丝状黏痰，则提示变态反应性支气管肺曲菌病诊断。因变态反应性支气管肺曲菌病伴黏液嵌塞主要见于哮喘患者，而外科手术后48小时出现发热和心动过速（手术后肺炎）常由肺不张引起。心脏手术后最易发生左下叶肺不张。胸壁疾病患者不能进行有效的咳嗽，是肺不张的易患因素，这种患者一旦出现呼吸系统症状，应考虑到肺不张的可能性。单根或多根肋骨骨折均可发生肺不张，特别是存在有慢性支气管炎时。

（6）胸部影像学特征往往能提示病因。有相当数目的患者肺下叶不张是由于支气管扩张引起的，尤其是青少年，其中经常能见到增粗条索状致密阴影，有时甚至可见到管状和小囊状透亮区域。肺上叶不张常见于结核和肺癌，可随结核病灶性质和癌肿浸润范围及有无继发感染，萎缩上叶可呈不同的X线表现，如在后者可形成"S"形X线征象。此外，萎缩的肺上叶如体积又增大，下缘从凹面向下弧形变为平直甚至向下凸出，应考虑有新的或复发炎症。整个左肺上叶不张以肺癌较为常见，而其他病变如支气管结核等往往不累及舌叶而涉及上叶其他各段。

（7）40岁以上的患者如并发肺不张时，应首先排除肺癌引起的肺不张，特别是右上肺叶不张的肺裂呈横"S"形时或纵隔向有大量胸膜腔积液的一侧移位，这些往往是肺癌的特征。但也必须除外胸膜纤维化对纵隔的牵拉。

第六节　支气管扩张症

支气管扩张症简称支扩，是支气管或细支气管管壁受损呈永久性扩张和变形所引起的病态。常起病于儿童期和青少年期，男、女发病率无明显差异。病因可分为先天性和继发性，继发者多见病因有幼年时曾患呼吸系统严重感染（如麻疹性肺炎、百日咳等）、肺结核、吸入异物或有毒气体等。支气管扩张症可是全身性疾病（如囊性纤维化、免疫球蛋白缺乏症等）的局部表现。临床主要表现为慢性咳嗽，咳大量脓痰和反复咯血。该病已明显减少。

一、诊断

(一) 症状与体征

1. 症状

(1) 慢性咳嗽、咳大量脓痰：一般多为阵发性，每日痰量可达 100~400 mL，咳痰多在起床及就寝等体位改变时最多。产生此现象的原因是支气管扩张感染后，管壁黏膜被破坏丧失了清除分泌物的功能，导致分泌物的积聚，当体位改变时，分泌物受重力作用而移动从而接触到正常黏膜，引起刺激，出现咳嗽及咳大量脓痰。患者的痰液呈黄色脓样，伴厌氧菌混合感染时尚有臭味。收集痰液于玻璃瓶中静置，数小时后有分层现象：上层为泡沫，下悬脓性黏液，中层为浑浊黏液，下层为坏死组织沉淀物。

(2) 反复咯血：50%~70%的患者有反复咯血史，血量不等，可为痰中带血或小量咯血，亦可表现为大量咯血。咯血的原因是支气管表层的肉芽组织创面小血管或管壁扩张的小血管破裂出血所致。咯血最常见的诱因是呼吸道感染。

(3) 反复肺部感染：患者常于同一肺段反复发生肺炎并迁延不愈。多数由上呼吸道感染向下蔓延，致使支气管感染加重，且因痰液引流不畅，最终使炎症扩散至病变支气管周围的肺组织。发生感染时，患者可出现发热，且咳嗽加剧、痰量增多，感染较重时患者尚有胸闷、胸痛等症状。

(4) 慢性感染的全身表现：患者反复继发肺部感染病程较长时，则可引起全身中毒症状，如发热、盗汗、食欲缺乏、消瘦、贫血等；并发肺纤维化、肺气肿或慢性肺源性心脏病时可出现呼吸困难等相应症状；若为儿童尚可影响其发育。

2. 体征

支气管扩张早期可无异常体征。当病变严重或并继发感染，使渗出物积聚时，可闻及持久的部位固定的湿啰音，痰液咳出后湿啰音仅可暂时性减少或消失；并发肺炎时，则在相应部位可有叩诊浊音及呼吸音减弱等肺炎体征。随着并发症，如支气管肺炎、肺纤维化、胸膜增厚与肺气肿等的发生，可出现相应的体征。此外，慢性支气管扩张患者可有发绀、杵状指（趾），病程长者可有营养不良。

（二）辅助检查

1. 实验室检查

（1）血常规：无感染的，血白细胞计数多正常，继发感染则有增高。

（2）痰液细菌培养：对于咳脓痰的患者（所谓湿性支气管扩张）应做痰培养以明确细菌类型，对临床选择抗生素的指导意义；痰培养对判断抗感染的疗效也有一定价值。

2. 胸部 X 线片

患侧肺纹理增多、紊乱或条状透明阴影。可有肺容积或片状、斑片状炎性渗出的阴影等。

3. 胸部高分辨率 CT 扫描

患侧可见细支气管扩张，并能明确显示支气管扩张的范围和程度，无损伤性，目前最常用。

4. 支气管碘油造影

可从不同角度显示病变的部位、范围、性质和程度。一般分为柱状、囊状、囊柱状混合型三类。

5. 纤维支气管镜检查

适用于咯血部位不明者。

6. 肺功能检查

多为阻塞性通气障碍，第 1 秒用力呼气量和最大呼气量减低，残气占肺总量百分比增高。病情后期，通气血流比例失调以及弥散功能障碍等，可有动脉血氧分压降低和动脉血氧饱和度下降。

（三）诊断要点

1. 临床表现

（1）过去曾患过百日咳、麻疹、肺炎、肺结核、肺部感染等及慢性咳嗽，咳大量痰和反复咯血及呼吸道感染等症状。痰液静置后分三层：上层为泡沫，中层为黏液，下层为脓性物和坏死组织，伴有厌氧菌感染时，可有恶臭味。细菌培养可有细菌生长。

（2）慢性咳嗽和咳大量脓痰，痰量增多，每日可达 100~400 mL，呈黄绿色。反复咯血为本病的特点，占 50%~75%，咯血量多少不等，从痰中带血丝到大咯血。有的患者以咯血为主要症状，咳嗽、咳痰不明显，称干性支气管扩张。若反复继发感染，可出现发热、食欲缺乏、盗汗、消瘦、贫血等症状。

（3）重症支气管扩张的肺功能严重障碍时，劳动力明显减退，稍活动即有气急、发绀，伴有杵状指（趾）。继发感染时常可闻及下胸部、背部较粗的湿啰音；结核引起的支气管扩张多见于肩胛间区，咳嗽时可闻及干湿啰音。

2. 辅助检查

（1）典型的 X 线表现为粗乱肺纹中有多个不规则的环状透亮阴影或沿支气管的卷发状阴影，感染时阴影内出现液平面。体层摄片还可发现不张肺内支气管扩张和变形的支气管充气征。

（2）高分辨 CT（HRCT）通常可确定诊断，CT 检查显示管壁增厚的柱状扩张，或成串成簇的囊样改变。

（3）纤维支气管镜检查可以明确出血、扩张或阻塞部位，还可进行局部灌洗，取得冲洗液做涂片革兰染色、细胞学检查，或细菌培养等，对诊断和治疗也有帮助。

（四）鉴别诊断

1. 慢性支气管炎

中年以上患者多见，常于冬、春季节咳嗽、咳痰加重，痰量不多，为白色黏液样，脓痰少见，无反复咯血史，肺部啰音不固定。但少数慢性支气管炎晚期可并发支气管扩张。

2. 肺脓肿

常无慢性咳嗽、咳痰病史，起病急，全身中毒症状明显，畏寒、高热、咳嗽、突然咳出大量脓臭痰，胸部 X 线片上有密度较高的炎症阴影，其中可见伴有液平面的空洞。有效抗生素治疗炎症可完全吸收消退。慢性肺脓肿有慢性病容、贫血、消瘦，虽也有反复咳脓痰及咯血，但其均有急性肺脓肿病史，X 线表现为厚壁空洞。

3. 肺结核

病变好发于两肺上叶尖后段及下叶背段，常有低热、盗汗、疲乏、消瘦等全身中毒症状，早期患者咳嗽少，咳痰也不多，有空洞者痰常为黏液脓性或脓性，痰中常可找到抗酸杆菌。肺结核病灶纤维化，瘢痕形成牵拉局部支气管，可引起结核性、局灶性支气管扩张，其内的小血管可被破坏而引起反复咯血。结核性局灶性支气管扩张多在肺上野肺结核好发部位。多于肺上部 X 线检查时发现肺结核病灶，痰结核菌检查可作出诊断。

4. 先天性肺囊肿

临床上含液性肺囊肿常无症状，如与支气管相通并发感染时，可有发热、咳嗽、咳痰及反复咯血。X 线检查肺部可见多个边界锐利的圆形或椭圆形阴影，壁较薄，周围肺组织无浸润病变。CT 扫描和支气管碘油造影可助鉴别。

5. 弥漫性泛细支气管炎

有慢性咳嗽、咳痰、活动时呼吸困难及慢性鼻窦炎，胸部 X 线片和 CT 上有弥漫分布的边界不太清楚的小结节影，类风湿因子、抗结核抗体、冷凝集试验可阳性。确诊需病理学证实。大环内酯类抗生素持续治疗 2 个月以上有效。

二、治疗

原则是控制感染，保持引流通畅，必要时手术治疗。

（一）内科治疗

戒烟，避免受凉，加强营养，纠正贫血，增强体质，预防呼吸道感染。

1. 保持呼吸道引流通畅

祛痰药及支气管舒张药稀释脓痰和促进排痰，再经体位引流清除痰液，以减少继发感染和减轻全身中毒症状。

（1）祛痰药：可选用溴己新每次 8~16 mg 或盐酸氨溴索每次 30 mg，每日 3 次。

（2）支气管舒张药：部分患者由于支气管反应性增高或炎症的刺激，可出现支气管痉挛，影响痰液排出。可用 β_2 受体激动药或异丙托溴铵喷雾吸入，或口服氨茶碱每次 0.1 g，每日 3~4 次或其他缓释茶碱制剂。

（3）体位引流：体位引流是根据病变的部位采取不同的体位，原则上应使患肺处于高位，引流支气管开口朝下，以利于痰液流入大支气管和气管排出。每日 2~4 次，每次 15~30 分钟。体位引流时，间歇做深呼吸后用力咳痰，同时其他人协助用手轻拍患部，可提高引流效果。

（4）纤维支气管镜吸痰：如体位引流痰液仍难排出，可经纤维支气管镜吸痰，及用生理盐水冲洗稀释痰液，也可局部注入抗生素。

2. 控制感染

是急性感染期的主要治疗措施。应根据症状、体征、痰液性状，必要时需参考细菌培养及药物敏感试验结果选用抗菌药物。轻症者一般可选用口服阿莫西林，每次 0.5 g，每日 4 次，或第一、二代头孢菌素；喹诺酮类药物、磺胺类药物也有一定疗效。重症患者特别是假单胞菌属细菌感染者，需选用抗假单胞菌抗生素，常静脉用药，如头孢他啶、头孢吡肟和亚胺培南等。如有厌氧菌混合感染，加用甲硝唑（灭滴灵）或替硝唑，或克林霉素。雾化吸入庆大霉素或妥布霉素可改善气管分泌和炎症。

（二）手术治疗

适用于反复呼吸道急性感染或大咯血，病变范围局限在一叶或一侧肺组织，尤以局限性病变反复发生威胁生命的大咯血，经药物治疗不易控制，全身情况良好的患者。可根据病变范围行肺段或肺叶切除术，但在手术前必须十分明确出血的部位。

（三）咯血的处理

1. 药物治疗

（1）小量咯血时安静休息、稳定情绪，一般不需特殊处理。

（2）大量咯血时取患侧卧位，解除患者焦虑和恐惧心理，并适当选用口服镇静药如地西泮等。垂体后叶素 5~10 U 用 10% 葡萄糖稀释后缓慢静脉注射，继而静脉滴注维持，保持呼吸道通畅，防止窒息，一旦出现窒息，患者应取头低位，想办法排出血块等。

（3）大咯血窒息的抢救：大咯血一旦出现窒息，应立即组织抢救，争分夺秒，消除呼吸道内凝血块，恢复呼吸道通畅和正常呼吸，抢救措施如下。①体位引流：将床脚抬高 30°，呈头低足高位，头偏向一侧，迅速清除口、咽部血块，拍击胸背部，以利于堵塞的血块咯出。②清除血液（块）：刺激咽喉部，使患者用力咯出堵塞于气管内的血液（块），或用导管经鼻腔插至咽喉部，迅速用吸引器及出血液（块），必要时可在直接喉镜下用硬质气管镜直接插管，通过吸引和冲洗，以迅速恢复呼吸道通畅，如需较长期作局部治疗，应用气管切开。③高浓度吸氧：吸入氧浓度（FiO_2）为 40%~60% 或高频喷射通气给氧。④应用呼吸中枢兴奋剂。⑤窒息解除后的相应治疗：包括纠正代谢性酸中毒、控制休克、补充血容量、治疗肺不张及呼吸道感染、处理肺水肿和肾衰竭等。

2. 支气管动脉栓塞术（BAE）

用于大咯血而又缺乏手术条件者；反复咯血经内科治疗无效又不宜手术者；手术治疗后又复发咯血者。BAE 已成为临床治疗咯血的有效方法，近年来已有较多文献报道，国内外资料报道该方法对大咯血的治疗有效率达 80% 左右，DSA 造影技术和双程栓塞术使 BAE 更安全、有效，近期疗效可达 86.0%，即刻止血为 77.2%，总有效率为 88.5%，远期疗效因种种原因难以做出结论。有人提出应同时做支气管动脉和肺动脉造影。有报道指出 BAE 同时用肺动脉飘浮导管气囊阻断局部血流止血效果良好。

三、病情观察

诊断不明确者，可根据患者的临床表现、体征，结合胸部 X 线片、胸部 CT、支气管镜检查，以明确诊断。诊断明确者，则应根据患者就诊的具体症状，予以相应处理。主要观察治疗后患者症状是否改善，如咳嗽、咳痰是否控制，咯血是否停止，有发热的，体温是否恢复正常；并根据患者治疗的情况，调整相应的治疗。注意复查胸部 X 线片，以评估治疗疗效。

四、病历记录

（一）门急诊病历

记录患者的咳嗽、咳痰的时间，痰液的性状及每日的痰液量；有咯血者，记录某一时间内的咯血量及颜色。既往史中记录有无同一部位的反复肺部感染史及幼时有无严重呼吸道感染史。体检记录肺部听诊有无固定部位的细湿啰音，咳嗽后性质不变。辅助检查记录胸部 X 线片、胸部 CT 的表现。

（二）住院病历

记录患者门急诊的诊治经过，尤其是以往的诊疗过程、治疗疗效等，重点记录本次入院后的诊治经过和治疗后的疗效判断。如需行支气管镜检查或行支气管动脉栓塞治疗的，应由患者或其亲属签署知情同意书。

五、注意事项

(一) 医患沟通

诊断明确者，经治医师应如实告诉患者及其家属本病的临床特点、诊断方法、治疗原则等，以便患者及家属能理解，并明确告知患者及家属，由于本病的病理学改变的不可逆性（结构性肺病），势必反复发作，以使患者及其家属对本病有一个正确的认识，树立一个正确的防病治病观念。另外，对首次咯血的患者，应给予心理疏导，鼓励患者尽量咯出肺内的积血以防止窒息。需特殊检查或治疗的，如支气管动脉栓塞术，应以患者或其亲属的知情同意为据。

(二) 经验指导

(1) 本病的起病往往可追查到患者童年曾有麻疹、百日咳或支气管肺炎的病史，以后则有反复发作的呼吸道感染。因此，积极防治上述疾病，对预防本病的发生有很大的意义。

(2) 患者多有慢性反复发作的特点，如反复咳嗽、咯血，反复肺部感染等，如有此类临床特点，应高度怀疑本病。

(3) 根治本病唯一的办法是将病变肺部组织手术切除，适用于反复发作呼吸道急性感染或大咯血，病变范围不超过两个肺叶，全身情况良好，无心肺功能严重障碍者。

(4) 本病的治疗中常需用抗生素治疗，需要注意的是，青霉素、克林霉素、甲硝唑（或替硝唑）对厌氧菌感染有疗效，对怀疑并发有厌氧菌感染者应优先考虑选用，抗生素应用时可多种途径联合用药。疗程以控制感染为度，即全身中毒症状消失、痰量及脓性成分减少，肺部啰音减少或消失即可停药。不主张长期使用抗菌药物，以免继发真菌感染。

(5) 痰液的体位引流非常重要，应持之以恒。必要时，可辅以雾化吸入，加强痰液的引流。

（6）患者大咯血时，有条件时可行支气管动脉栓塞术治疗，以降低咯血的病死率；大咯血致窒息时，需紧急处理，如吸氧、拍背，必要时头低足高位，开放静脉通路，可根据医院的条件，紧急行支气管镜局部止血或支气管动脉栓塞术或外科手术治疗。

第七节　支气管哮喘

支气管哮喘（简称哮喘）是致敏因素或非致敏因素作用于机体引起可逆的支气管平滑肌痉挛、黏膜水肿、黏液分泌增多等病理变化，是由多种细胞特别是肥大细胞、T淋巴细胞参与的气道炎症，本病常发生于过敏体质和支气管反应过度增高的人，支气管哮喘与变态反应关系密切，在易感者中此处炎症可引起反复发作的喘息、气促、胸闷或咳嗽等症状，多在夜间和凌晨发生，本病后期可继发慢性阻塞性肺气肿及慢性肺源性心脏病，可严重影响心肺功能，已成为严重威胁公众健康的一种主要慢性疾病，我国哮喘的患病率约为1%，儿童可达3%，据测算全国约有1 000万以上哮喘患者。

一、诊断

（一）症状与体征

1. 症状

典型的支气管哮喘，发作前有先兆症状如打喷嚏、流涕、咳嗽、胸闷等，如不及时处理，可因支气管阻塞加重而出现呼吸困难，严重者被迫采取坐位或呈端坐呼吸；干咳或咳大量白色泡沫痰，甚至出现发绀等。一般可自行缓解或用平喘药物等治疗后缓解。某些患者在缓解数小时后可再次发作，甚至导致重度急性发作。

此外，在临床上还存在非典型表现的哮喘。如咳嗽变异型哮喘，患者在无明显诱因咳嗽2个月以上，常于夜间及凌晨发作，运动、冷空气等诱发加重，气道反应性测定存在有高反应性，抗生素或镇咳、祛痰药治疗无效，使用支气管解痉剂或皮质激素有效，但需排除引起咳嗽的其他疾病。

2. 体征

发作时，可见患者取坐位，双手前撑，双肩耸起，鼻翼扇动，辅助呼吸肌参与活动，颈静脉压力呼气相升高（由于呼气相用力，使胸腔内压升高），胸部呈过度充气状态，两肺可闻及哮鸣音，呼气延长。

重度或危重型哮喘时，患者在静息时气促，取前倾坐位，讲话断续或不能讲话，常有焦虑或烦躁。危重时则嗜睡或意识模糊，大汗淋漓，呼吸增快多大于30 次/分，心率增快，达 120 次/分，胸部下部凹陷或出现胸腹矛盾运动，喘鸣危重时，哮鸣音反而减轻或消失。也可出现心动过缓，有奇脉。

（二）辅助检查

1. 血常规

红细胞及血红蛋白大都在正常范围内，如伴有较长期而严重的肺气肿或肺源性心脏病者，则两者均可增高。白细胞总数及中性粒细胞一般均正常，如有感染时则相应增高，嗜酸粒细胞一般在 6% 以上，可高至 30%。

2. 痰液检查

多呈白色泡沫状，大都含有水晶样的哮喘珠，质较坚，呈颗粒样。并发感染时痰呈黄或绿色，较浓厚而黏稠。咳嗽较剧时，支气管壁的毛细血管可破裂，有痰中带血。显微镜检查可发现库什曼螺旋体及雷盾晶体。如痰经染色，则可发现多量的嗜酸粒细胞，对哮喘的诊断帮助较大。并发感染时，则嗜酸粒细胞数量降低，而代之以中性粒细胞增多。脱落细胞学检查可发现有大量柱状纤毛上皮细胞。一般哮喘患者的痰液中，并无致病菌发现，普通细菌以卡他细菌及草绿色链球菌为最多见。同一患者在不同时间培养，可得不同细菌。

3. 血生化

哮喘患者血液中电解质都在正常范围之内，即使长期应用促皮质激素或皮质激素后，亦无明显细胞外液的电解质紊乱现象。血中的空腹血糖、非蛋白氮、钠、钾、氯、钙、磷及碱性磷酸酶等均在正常范围以内。

4. X 线检查

在无并发症的支气管哮喘患者中，胸部 X 线片都无特殊发现。有 X 线变化者多见于经常性发作的外源性儿童哮喘患者，如肺野透亮度增强，支气管壁增厚，肺主动脉弓突出，两膈下降，窄长心影，中部及周围肺野心血管直径均匀性缩小，肺门阴影增深等。在中部和周围肺野可见散在小块浓密阴影，在短期内出现提示肺段短暂的黏液栓阻塞引起的继发性局限性肺不张。

5. 肺功能检查

（1）通气功能

①哮喘患者呼气流速、气道阻力和静态肺容量测定：喘息症状发作时累及大、小气道，但最主要的病变部位在小支气管，而且是弥漫性的。小支气管的横截面积又远远大于大气道，再加上吸气过程是主动的，呼气过程是被动的，因此呼气阻力一般大于吸气阻力，FEV_1、最大呼气流速（PEF）、用力肺活量（FVC）均明显下降。正常人第 1 秒用力呼气容积和用力肺活量之比（FEV_1/FVC）应大于 75%，而哮喘患者在哮喘发作时一般小于 70%。

用简易峰流速仪测定 PEF 也可以评估气流阻塞的程度，其值越低，气流阻塞就越严重，根据每日监测并计算出的最大呼气流速的变异率估计哮喘病情的稳定性，一般来说，变异率越小，病情越稳定。

②支气管激发试验：对有症状的患者，无明显体征，如诊断哮喘病可做支气管激发试验，了解气道是否存在高反应性。用变应原吸入后的气道阻力指标 FEV_1 或 PEF，和基础值比较，降低 20% 为阳性，表明存在气道高反应性，可作出诊断。

③支气管舒张试验：有哮喘体征，为了鉴别诊断，反映气道病变的可逆性，吸入支气管扩张药（沙丁胺醇 200～400 μg）后测定的气道阻力指标 FEV_1 或 PEF，和基础值比较，2006 年版 GINA 阳性的判断标准，要求第 1 秒用力呼气容

积（FEV_1）增加≥12%，且 FEV_1 增加绝对值≥200 mL。如果测最大呼气峰流速 PEF，吸入支气管舒张药后每分钟 PEF 增加 60 L，或比治疗前增加≥20%，或昼夜变异率>20%（每日 2 次测定>10%）有助于确诊哮喘。

（2）弥散功能

常用一氧化碳弥散量来表示。单纯哮喘，无并发症的患者的肺弥散功能一般是正常的，但严重哮喘患者可降低。

（3）动脉血气体分析

哮喘严重发作时可有缺氧，PaO_2 和 SaO_2 降低，由于过度通气可使 $PaCO_2$ 下降，pH 上升，表现呼吸性碱中毒。如重症哮喘，病情进一步发展，气道阻塞严重，可有缺氧及 CO_2 潴留，$PaCO_2$ 上升，表现呼吸性酸中毒。如缺氧明显，可合并代谢性酸中毒。

6. 血压、脉搏及心电图检查

极严重的哮喘发作患者可有血压减低和奇脉。心电图显示心动过速，电轴偏右，P 波高尖等。其他患者上述检查一般正常。

（三）诊断要点

（1）反复发作喘息，呼吸困难，胸闷或咳嗽。发作与接触变应原、病毒感染、运动或某些刺激物有关。

（2）发作时双肺可闻及散在或弥漫性以呼气期为主的哮鸣音。

（3）上述症状可经治疗缓解或自行缓解。

（4）排除可能引起喘息或呼吸困难的其他疾病。

（5）对症状不典型者（如无明显喘息或体征），应最少具备以下一项试验阳性。①若基础 FEV_1（或 PEF）<80%正常值，吸入 $β_2$ 受体激动药后 FEV_1（或 PEF）增加 15%以上；②PEF 变异率（用呼气峰流速仪清晨及夜间各测一次）多 20%；③支气管激发试验或运动激发试验阳性。

有些患者主要表现为咳嗽，称为咳嗽变异性哮喘或过敏性咳嗽，其诊断标准（小儿年龄不分大小）：①咳嗽持续或反复发作>1 个月，常在夜间（或清晨）发作，痰少，运动后加重；②没有发热和其他感染表现或经较长期抗生素治疗无效；③用支气管扩张药可使咳嗽发作缓解；④肺功能检查确认有气道高反应性；⑤个人过敏史或家族过敏史和（或）变应原皮试阳性等可作为辅助诊断。

（四）鉴别诊断

哮喘急性发作时，患者都会有不同程度的呼吸困难。呼吸困难的第一个症状就是气促，患者的主诉通常为胸闷、憋气、胸部压迫感。症状的出现常与接触变应原或激发因素（如冷空气、异味等）有关，也常发生于劳作后，或继发于呼吸道感染（如气管炎）之后。但任何原因引起的缺氧也可出现类似症状。由此可见，胸闷、憋气不是哮喘所特有，应该注意区别，以免导致误诊和误治。非哮喘所致的呼吸困难可见于下列几种情况。

1. 慢性支气管炎和肺气肿

慢性支气管炎常发生于吸烟或接触粉尘及其他刺激性烟雾职业的人，其中尤以长期吸烟为最常见的病因。因此，患者多为中老年人，大多有长期咳嗽、咳痰史，每年在寒冷季节时症状加剧。一个人如果每年持续咳嗽 3 个月以上，连续 2 年，并排除其他可引起咳嗽、咳痰的原因者，即可诊断为慢性支气管炎。病程较长的慢性支气管炎患者的气管也可造成气流的受限，可并发肺气肿、发生通气功能障碍，而且常易发生急性呼吸道细菌或病毒感染。慢性阻塞性肺疾病（COPD）的患者与哮喘患者一样，运动常常引起症状的发作，但两者有区别。COPD 患者一般是在运动或劳作后发生喘息和呼吸困难，而哮喘患者通常是在运动过程中症状发作或加重。

2. 心源性哮喘

大多数发生于老年人，特别是原有高血压病、冠心病者，也常见于风湿性心脏病、心肌病的患者。其心功能太差，肺循环淤血。这时，即使肺通气功能正常，也会因肺循环障碍、肺泡与其周围的毛细血管的气体交换不足而缺氧。急性左心功能不全（常见于急性广泛心肌梗死）还可出现喘息症状，称为心源性哮喘。其特点为夜间出现阵发性呼吸困难，不能平卧，咳嗽频繁，且有多量血性泡沫痰，与哮喘有别。心源性哮喘是非常严重的病症，如治疗延误，往往危及患者的生命，应紧急诊治。

3. 肺癌

大部分肺癌发生于支气管腔内，肿瘤的生长增大必将导致支气管腔的狭窄，造成通气功能的障碍。位于气管腔内的癌症，对气流的影响更为严重，可以引起缺氧，使患者喘息，甚至误诊为哮喘。发生于大气管的肺癌常常引起阻塞性肺炎。当感染或肺炎形成以后，患者的气促、咳嗽、喘鸣等症状更加明显，有时还会造成混淆。但是，肺癌引起的咳嗽、喘息症状往往是逐渐形成，进行性加重，常有咯血丝痰或少量血痰的现象，平喘药物治疗无效。此外，发生于气管内的支气管癌也可引起呼吸困难，但这时的呼吸困难为吸气性呼吸困难，即空气吸不进肺，而哮喘的呼吸困难是呼气性呼吸困难，即肺里的气体不容易排出。

4. 胸腔积液

胸腔积液常常由结核病引起，液体积存于肺外一侧或双侧的胸膜腔内。少量的积液不会引起呼吸困难，但如果积液量较多，就可能使肺受压迫，因而出现通气和换气障碍。患者得不到足够的氧气，从而出现胸闷、气短、憋气等症状。胸腔积液与哮喘的鉴别诊断比较容易，胸部透视或摄胸部 X 线片就可区分。当然，两者的症状也不同。结核性胸膜炎的患者一般有发热、胸痛的症状，而哮喘患者除非并发感染，通常无发热，除非伴有气胸，否则，无胸痛。胸腔积液引起的呼吸困难经胸腔穿刺，积液引流以后症状很快缓解，而平喘药无效。

5. 自发性气胸

病程长的哮喘患者，由于肺气肿和肺大疱的形成，偶可在哮喘急性发作时并发气胸，使呼吸困难的症状突然加重。患者和医师如果忽略了并发气胸的可能性，误认为是哮喘发作加剧，而反复使用平喘药物，就必将延误治疗。并发气胸时的特征是出现胸部重压感，大多为单侧性，吸气性呼吸困难，且平喘药物治疗无效。通过医师仔细地检查，或者胸部 X 线检查即可及时做出诊断，关键在于不失时机地检查治疗。

6. 肺栓塞

肺栓塞是肺动脉被某种栓子堵住，以致血流不通的严重病症。肺栓塞的早期症状都是显著的胸闷、憋气、呼吸困难，这些症状可使患者坐卧不安，极为难忍。血气分析显示明显的低氧血症，但一般肺部听不到哮鸣音，平喘药无效，这些都是与哮喘明显不同之处。进一步的确诊须借助于核素的肺通气/灌注扫描和肺动脉造影等。

7. 弥漫性肺间质纤维化

这是一组病因极其复杂的疾病综合征，大部分患者病因不清楚，如所谓特发性肺间质纤维化，少数患者的病因较清楚，最常见为系统性红斑狼疮、类风湿关节炎、系统性进行性硬皮病、皮肌炎、干燥综合征等。弥漫性肺间质纤维化患者的病情变化可急可缓，突出症状是进行性呼吸困难。因此，多数患者主诉胸闷、憋气，也可表现刺激性干咳嗽。但这些症状一般无季节性、其发作性的特点也不突出，除非并发感染。肺部无哮鸣音，但有时肺部可听到爆裂音。肺功能检查显示限制性通气功能障碍。这些特点均与哮喘不同。

8. 高通气综合征

这是一组由于通气过度，超过生理代谢所需要的病症，通常可由焦虑和某种应激反应所引起。因此，过度通气激发试验也可引起同样的临床症状。过度通气的结果是呼吸性碱中毒，从而表现呼吸深或快、呼吸困难、气短、胸闷、憋气、心悸、头昏、视物模糊、手指麻木等症状。严重者可出现手指，甚至上肢强直、口周麻木发紧、晕厥、精神紧张、焦虑、恐惧等症状。这组综合征不同于哮喘，它并不由器质性疾病所引起。因此，各种内脏的功能检查一般都正常，也无变应原。症状的发作无季节性，肺部无哮鸣音。只有过度通气激发试验才能做出本病的诊断，乙酰胆碱或组胺吸入均不能诱发本病症。吸入皮质激素和支气管扩张剂均不是本综合征的适应证。

二、治疗

尽管哮喘的病因及发病机制均未完全阐明，但目前的治疗方法，只要能够规范地长期治疗，绝大多数患者能够使哮喘症状能得到理想的控制，减少复发乃至不发作，与正常人一样生活、工作和学习。免疫治疗在哮喘治疗中占有重要地位。对激素依赖型或激素抵抗型哮喘，可用免疫抑制药治疗，如氨甲蝶呤、环孢霉素、三乙酰竹桃霉素（TAO）和金制剂等。为了增强机体的非特异免疫力或矫正免疫缺陷，可应用免疫调整或免疫增强药，如胸腺素、转移因子、菌苗等。脱敏疗法（SIT）是哮喘的一种特异性免疫治疗，用于过敏原明确又难以避免的中、轻度慢性哮喘，可减轻发作，青年和儿童患者效果较好。由于对脱敏疗法治疗哮喘的疗效尚有不同意见，且其治疗时间长、起效慢，并有引起严重变态反应的危险，因而使该疗法的广泛应用受到限制。1997—1998 年，WHO 和欧洲变态反应与临床免疫学会先后提出了关于哮喘患者采用 SIT 治疗的建议：①多种过敏原或非过敏原所致者，SIT 无效；②青少年效果比老年人好；③SIT 注射必须在无症状期进行；④患者 FEV_1 在 70%以上；⑤花粉哮喘是良好适应证；⑥对动物过敏又不愿放弃饲养者；⑦交链霉菌和分枝孢子菌属过敏者可行 SIT。此外，抗原制作必须标准化，对多种抗原过敏者不宜施行脱敏疗法。

成功哮喘治疗的目标：尽可能控制症状（包括夜间症状）；改善活动能力和生活质量；使肺功能接近最佳状态；预防发作及加剧；提高自我认识和处理急性加重的能力，减少急诊或住院；避免影响其他医疗问题；避免药物的不良反应；预防哮喘引起死亡。

上述治疗目标的意义在于强调：应积极治疗，争取完全控制症状；保护和维持尽可能正常的肺功能；避免或减少药物的不良反应。为了达到上述目标，关键是合理的治疗方案和坚持长期治疗；吸入疗法是达到较好疗效和减少不良反应的重要措施。

（一）发作期治疗

解痉、抗炎、保持呼吸道通畅是治疗关键。以下药物可提供临床选择。

1. β_2 受体激动药

为肾上腺素受体激动药中对 β_2 受体具有高度选择性的药物。另外一些较老的肾上腺素受体激动药如肾上腺素、异丙肾上腺素、麻黄碱等，因兼有 α_1 受体及 β_2 受体激动作用易引起心血管不良反应而逐渐被 β_2 激动药代替。β_2 激动药可舒张支气管平滑肌，增加黏液纤毛清除功能，降低血管通透性，调节肥大细胞及嗜碱粒细胞介质释放。常用药品：①短效 β_2 受体激动药，如沙丁胺醇（salbutamol）、特布他林（terbutaline），气雾剂吸入 200~400 μg 后 5~10 分钟见效，维持 4~6 小时，全身不良反应（心悸、骨骼肌震颤、低血钾等）较轻。以上两药口服制剂一般用量每次 2~4 mg，每日 3 次，但心悸、震颤等不良反应较多。克伦特罗（clenbuterol）平喘作用为沙丁胺醇的 100 倍，口服每次 30 μg，疗效 4~6 小时，也有气雾剂。②长效 β_2 受体激动药，如丙卡特罗（procaterol），口服每次 μg，早晚各 1 次；施立稳（salmaterol），作用长达 12~24 小时。β_2 激动药久用可引起 β_2 受体功能下调和气道不良反应性更高，应引起注意。使用 β_2 激动药若无疗效，不宜盲目增大剂量，以免严重不良反应发生。

2. 茶碱

有舒张支气管平滑肌作用，并具强心、利尿、扩张冠状动脉作用，尚可兴奋呼吸中枢和呼吸肌。研究表明茶碱有抗炎和免疫调节功能。①氨茶碱：为茶碱与乙二胺的合成物，口服一般剂量为每次 0.1 g，每日 3 次。为减轻对胃肠刺激，可在餐后服用，亦可用肠溶片。注射用氨茶碱 0.125~0.25 g 加入葡萄糖注射液 20~40 mL 缓慢静脉注射（注射时间不得少于 15 分钟），此后可以每小时 0.4~0.6 mg/kg 静脉滴注以维持平喘。②茶碱控释片：平喘作用同氨茶碱，但血浆茶碱半衰期长达 12 小时，且昼夜血液浓度稳定，作用持久，尤其适用于控制夜间哮喘发作。由于茶碱的有效血浓度与中毒血浓度十分接近，且个体差异较大，因此用药前须询问近期是否用过茶碱，有条件时最好做茶碱血药浓度监测，静脉用药时务必注意浓度不能过高，速度不能过快，以免引起心律失常、血压下降甚至突然死亡。某些药物如喹诺酮类、大环内酯类、西咪替丁等能延长茶碱半衰期，可造成茶碱毒性增加，应引起注意。茶碱慎与 β_2 激动药联用，否则易致心律失常，如需两药合用则应适当减少剂量。

3. 抗胆碱能药物

包括阿托品、东莨菪碱、山莨菪碱、异丙托溴铵（ipratropium bormide）等。应用于平喘时，主要以雾化吸入形式给药，可阻断节后迷走神经传出，通过降低迷走神经张力而舒张支气管，还可防止吸入刺激物引起反射性支气管痉挛，尤其适用于夜间哮喘及痰多哮喘，与激动药合用能增强疗效。其中异丙托溴铵疗效好，不良反应小。有气雾剂和溶液剂两种，前者每日喷 3 次，每次 25~75 μg；后者为 250 μg/mL 浓度的溶液，每日 3 次，每次 2 mL，雾化吸入。

4. 肾上腺糖皮质激素（简称激素）

激素能干扰花生四烯酸代谢，干扰白三烯及前列腺素的合成，抑制组胺生成，减少微血管渗漏，抑制某些与哮喘气道炎症相关的细胞因子的生成及炎性细胞趋化，并增加支气管平滑肌对 β_2 激动药的敏感性。因此激素是治疗哮喘的慢性气道炎症及气道高反应性的最重要、最有效的药物。有气道及气道外给药两种方式，前者通过气雾剂喷药或溶液雾化给药，疗效好，全身不良反应小；后者通过口服或静脉给药，疗效更好，但长期大量应用可发生很多不良反应，严重者可致库欣综合征、二重感染、上消化道出血等严重并发症。气雾剂目前主要有二丙酸倍氯松（beclomethasone dipropionate）和布地奈德（budesonide）两种，适用于轻、中、重各种哮喘的抗感染治疗，剂量为每日 100~600 μg，需长期用，喷药后应清水漱口以减轻和避免口咽部念珠菌感染和声音嘶哑。在气管给药哮喘不能控制，重症哮喘或哮喘患者需手术时，估计有肾上腺皮质功能不足等情况下，可先静脉注射琥珀酸钠氢化可的松 100~200 mg，其后可用氢化可的松 200~300 mg 或地塞米松 5~10 mg 静脉滴注，每日用量视病情而定，待病情稳定后可改用泼尼松每日清晨顿服 30~40 mg，哮喘控制后，逐渐减量。可配用气雾剂，以求替代口服或把泼尼松剂量控制在每日 10 mg 以下。

5. 钙拮抗剂

硝苯地平，每次 10~20 mg，每日 3 次，口服或舌下含服或气雾吸入，有一定平喘作用，此外维拉帕米、地尔硫卓也可试用。其作用机制为此类药物能阻止钙离子进入肥大细胞，抑制生物活性物质释放。

（二）缓解期治疗

为巩固疗效，维持患者长期稳定，以避免肺气肿等严重并发症发生，应强调缓解期的治疗。

（1）根据患者具体情况，包括诱因和以往发作规律，进行有效预防。如避免接触过敏原、增强体质、防止受凉等。

（2）发作期病情缓解后，应继续吸入维持剂量糖皮质激素至少3~6个月。

（3）保持医师与患者联系，对患者加强自我管理教育，监视病情变化，逐日测量PEF，一旦出现先兆，及时用药以减轻哮喘发作症状。

（4）色甘酸钠雾化吸入，酮替芬口服有抗过敏作用，对外源性哮喘有一定预防价值。

（5）特异性免疫治疗：通过以上治疗基本上可满意地控制哮喘，在无法避免接触过敏原或药物治疗无效者，可将特异性致敏原制成不同浓度浸出液，做皮内注射，进行脱敏。一般用1：5 000、1：1 000、1：100等几种浓度，首先以低浓度0.1 mL开始，每周1~2次，每周递增0.1 mL，至0.5 mL，然后提高了一个浓度再按上法注射。15周为1个疗程，连续1~2个疗程或更长。但应注意制剂标准化及可能出现的全身过敏反应和哮喘严重发作。

（三）重度哮喘的处理

重度及危重哮喘均有呼吸衰竭等严重并发症，可危及生命，应立即正确处理。

（1）氧疗：可给予鼻导管吸氧，当低氧又伴有低碳酸血症 [$PaO_2 < 8.0$ kPa（60 mmHg），$PaCO_2 < 4.7$ kPa（35 mmHg）] 可面罩给氧。若以上氧疗及各种处理无效，病情进一步恶化，出现意识障碍甚至昏迷者，则应及早应用压力支持等模式机械通气。氧疗要注意湿化。

（2）补液：通气增加，大量出汗，往往脱水致痰液黏稠，甚至痰栓形成，严重阻塞气道是重度哮喘重要发病原因之一，补液非常重要。一般用等渗液体每日 2 000~3 000 mL，以纠正失水，稀释痰液。补液同时应注意纠正电解质紊乱。

（3）糖皮质激素：静脉滴注氢化可的松 100~200 mg，静脉注射后 4~6 小时才能起效。每日剂量 300~600 mg，个别可用 1 000 mg。还可选用甲泼尼松（甲基强的松龙）每次 40~120 mg，静脉滴注或肌内注射，6~8 小时后可重复应用。

（4）氨茶碱：如患者在 8~12 小时内未用过氨茶碱，可用 0.25g 加入葡萄糖注射液 40 mL 缓慢静脉注射（15 分钟以上注射完），此后可按每小时 0.75 mg/kg 的维持量静脉滴注。若 6 小时内用过以上静脉注射剂量者可用维持量静脉滴注。若 6 小时内未用到以上剂量则可补足剂量再用维持量。

（5）$β_2$ 激动药：使用气雾剂喷入，或用氧气为气源雾化吸入，合用异丙托溴铵气道吸入可增加平喘效果。

（6）纠正酸碱失衡：可根据血气酸碱分析及电解质测定，分析酸碱失衡类型决定治疗方案，如单纯代谢性酸中毒可酌情给予 5% 碳酸氢钠 100~250 mL 静脉滴入。

（7）抗生素：重度哮喘往往并发呼吸系统感染，合理应用抗生素是必要的。

三、病情观察

（1）明确诊断后，重点观察经上述治疗后患者哮喘的症状及其伴随症状有无缓解，评估治疗效果。

（2）注意有无并发症或原有症状是否出现或加重，注意观察水、电解质是否平衡，亦应注意有无治疗药物本身的不良反应，以便及时调整治疗用药。

（3）重症哮喘治疗过程中，应严密观察病情变化，尤其是有无症状恶化的证据，以便及时处理（如进行机械辅助通气）。

四、病历记录

（一）门急诊病历

记录患者的症状特点、发作过程，记录有无过敏原接触史、家族遗传史和幼年发病史。既往反复发作性的时间及好发季节。体检记录患者的呼吸频率、呼吸困难的类型、两肺哮鸣音和心率的情况。辅助检查记录血嗜酸粒细胞、肺功能检查、动脉血气分析、胸部 X 线片等检查结果。

（二）住院病历

重点记录患者入院后的诊治经过、相关症状、体征变化和辅助检查的结果分析、上级医师的查房意见等，如需特殊治疗（如机械通气），应记录与患者家属的谈话过程，并请家属签字为据。

五、注意事项

（一）医患沟通

哮喘是一种对患者、家庭和社会都有明显影响的慢性疾病，虽然目前尚无根治办法，但采取抑制气道炎症为主的综合治疗，通常可以使哮喘病情得到控制。经治医师应积极教育患者避免接触过敏原，防止诱发因素。如病情急性加重，应及时就诊，并在上级医师的指导下，进行治疗。诊断、治疗过程中，应随时与患者及家属联系、沟通，以便患者及家属能了解、配合及支持治疗。对重症哮喘等病情危重者，应及时向家属交代病情的危险性；如需特殊治疗（如需行机械辅助通气的），应向家属讲明其风险、利弊，并请家属签字为据。

（二）经验指导

（1）一般认为，典型的哮喘具有"三性"：即喘息症状的反复发作性、发作时肺部哮鸣音的弥漫性、气道阻塞的可逆性，临床根据患者的这一发作特点，诊断应不困难。经积极的抗炎和镇咳治疗无效，给予平喘和抗过敏治疗后症状明显缓解，也有助于本病诊断。

（2）表现顽固性咳嗽或阵发性胸闷，只咳不喘者，称为不典型哮喘；以咳嗽为唯一临床症状的哮喘称为咳嗽变异性哮喘，其咳嗽、胸闷呈季节性，肺功能测定有助于本病的诊断。

（3）目前主张哮喘采取以平喘和抗炎为主的综合治疗，并主张长期吸入糖皮质激素，以期达到最佳控制哮喘的目的。近年来推荐联合吸入糖皮质激素和长效 β_2 受体激动药治疗哮喘，两者具有协同的抗炎和平喘作用，可获得相当于（或优于）应用加倍剂量吸入型糖皮质激素时的疗效，并可增加患者的依从性、减少较大剂量糖皮质激素引起的不良反应，尤其适合于中到重度持续哮喘患者的长期治疗。

（4）目前沙美特罗替卡松粉吸入剂已进入临床，患者使用较方便。急性发作住院者，吸入剂量较大的 β_2 受体激动药和糖皮质激素可较快控制病情，但应注意少数患者可出现不良反应。有研究资料显示，低浓度茶碱具有抗炎和免疫调节作用。茶碱与糖皮质激素和抗胆碱药物联合应用具有协同作用。但低浓度茶碱与 β_2 受体激动药联合应用时，易出现心率增快和心律失常，应慎用。

（5）临床上，一般认为哮喘治疗的目标是：①有效控制急性发作症状并维持最轻的症状，甚至无任何症状；②防止哮喘的加重；③尽可能使肺功能维持在接近正常水平；④保持正常活动（包括运动）的能力；⑤避免哮喘药物的不良反应；⑥防止发生不可逆的气流受限；⑦防止哮喘患者死亡，降低哮喘死亡率。

（6）患者具有以下特征时，可认为已达到哮喘控制的标准：①最少（最好没有）慢性症状，包括夜间症状；②哮喘发作次数减至最少；③无须因哮喘而急诊；④最少（或最好不需要）按需使用 β_2 激动药；⑤没有活动（包括运动）限制；⑥PEF 昼夜变异率<20%；⑦PEF 正常或接近正常；⑧最少或没有遗留不良反应。

第二章 肺部感染性疾病

第一节 肺炎链球菌肺炎

肺炎链球菌肺炎是由肺炎链球菌或称肺炎球菌所引起的肺炎，约占社区获得性肺炎的半数。通常急骤起病，以高热、寒战、咳嗽、血痰及胸痛为特征。胸部X线片呈肺段或肺小叶急性实变，近年来抗生素的广泛使用，致使起病方式、症状及X线改变均不典型。

一、诊断

（一）症状与体征

1. 症状

发病前常有受凉、淋雨、疲劳、醉酒、病毒感染史，多有上呼吸道感染的前驱症状。起病多急骤，高热、寒战、全身肌肉酸痛，体温通常在数小时内升至39~40 ℃，高峰在下午或傍晚，或呈稽留热，脉率随之增速。患侧胸痛，可放射至肩部或腹部，咳嗽或深呼吸时加剧。痰少，可带血或呈铁锈色，胃纳锐减，偶有恶心、呕吐、腹痛或腹泻，可被误诊为急腹症。

2. 体征

患者呈急性病容，面颊绯红，鼻翼扇动，皮肤灼热、干燥，口角及鼻周有单纯疱疹；病变广泛时可出现发绀。有感染中毒症者，可出现皮肤、黏膜出血点，巩膜黄染。早期肺部体征可无明显异常，仅有胸廓呼吸运动幅度减小，呼吸音减低及胸膜摩擦音。肺实变时叩诊呈浊音、触觉语颤增强并可闻及支气管呼吸音。

消散期可闻及湿啰音。心率增快，有时心律失常。重症患者有肠胀气，上腹部压痛多与炎症累及膈胸膜有关。严重感染时可伴发休克、急性呼吸窘迫综合征及神经精神症状，表现为神志模糊、烦躁、呼吸困难、嗜睡、谵妄、昏迷等。累及脑膜时有颈抵抗及出现病理性反射。

（二）辅助检查

1. 血常规检查

常可见白细胞计数（10~20）×10⁹/L，中性粒细胞多在80%以上，并有核左移，细胞内可见中毒颗粒。年老体弱、免疫力低下、酗酒者白细胞计数可不高，但中性粒细胞比例仍高。由于肺充气减少可出现低氧血症，由于过度通气可出现呼吸性碱中毒。

2. 痰培养

痰的革兰染色在典型情况下可呈短链排列的革兰阳性柳叶形双球菌。用多价肺炎球菌抗血清显示荚膜肿胀才能明显证明这些链球菌是肺炎链球菌。痰培养24~48小时可确定病原体。PCR及荧光标记检测可提高病原菌检出率。

3. X线检查

典型的肺炎球菌肺炎的X线影像表现为肺浸润，但在最初数小时可表现不明显或难以发现。支气管肺炎是最常见的X线表现，但实变局限于一叶的大叶性肺炎伴典型支气管充气征是肺炎球菌感染的特征性表现，现已少见。

4. 肺炎球菌多糖荚膜抗原测定

以对流免疫电泳法对痰、血液、胸液或脑脊液进行该种抗原检测，有助于诊断。

5. 血气分析

病变范围广泛者，可表现 PaO_2 及 $PaCO_2$ 下降。

6. 血培养

10%~20%患者并发菌血症，血培养阳性是肺炎链球菌感染的确切证据。如合并胸腔积液，应积极抽取胸液进行细菌培养。

（三）诊断要点

（1）有受凉、淋雨、醉酒或疲劳等一定诱因。

（2）发病急骤，寒战、高热、咳嗽、胸痛或痰中带血。

（3）胸部 X 线表现为叶、段或亚段分布的均匀密度增高影或浸润影。

（4）痰涂片革兰染色可见成对或呈短链状排列的阳性球菌，痰培养分离出肺炎链球菌。

（5）血培养分离出肺炎链球菌。

凡急性发热伴胸痛、呼吸困难和咳嗽都应怀疑为肺炎球菌性肺炎。根据病史、胸部 X 线改变、适当标本的培养和革兰染色、荚膜肿胀反应可作出初步诊断。确切诊断则需证明胸膜液、血液、肺组织或经气管吸出物中有肺炎链球菌。

（四）鉴别诊断

1. 传染性非典型肺炎

也称严重呼吸窘迫综合征，本病是由冠状病毒的一种变异体引起的以肺炎为特征的急性传染病，起病急，表现为发热（>38 ℃）、头痛、关节酸痛、乏力、腹泻，无上呼吸道卡他症状，干咳、少痰；肺部体征不明显，严重者出现呼吸加速、明显呼吸窘迫；白细胞计数正常或减低，淋巴细胞计数减低；肺部影像学检查表现为片状、斑片状浸润性阴影或呈网状样改变。一旦发现并确定为传染性非典型肺炎或疑似病例，必须按要求填写《传染性非典型肺炎或疑似病例报告登记一览表》，在 6 小时内报告当地县、市卫生行政部门和疾病预防控制机构。

2. 干酪性肺炎

可有低热、乏力、咯鲜血，血白细胞计数可正常，抗生素治疗无效，结核菌素试验阳性，X 线显示病变多在肺尖部，密度不均，可形成空洞和肺内播散，痰中容易找到结核杆菌。

3. 急性肺脓肿

本病早期临床表现与肺炎球菌肺炎相似，但随着病程的发展，有大量臭脓痰排出，致病菌有金葡菌、厌氧菌，X线显示脓腔和液平。

4. 金黄色葡萄球菌肺炎

感染中毒症状重，咳粉红色乳状痰，血白细胞计数增高更为显著，胸部X线片显示病变密度不均匀，有空腔形成，呈肺气囊肿，并侵及胸膜，进展迅速。青霉素治疗效果不如肺炎球菌肺炎。血或痰培养可培养出金葡菌。

5. 克雷白杆菌肺炎

急性发病，症状与肺炎球菌类似，但有寒战、高热伴全身衰竭，痰呈砖红色胶陈样，胸部X线片可见肺叶实变，上叶多发，下缘下坠，早期有空洞形成，血白细胞计数增高不如肺炎球菌肺炎明显，青霉素治疗无效。

6. 支原体肺炎

症状一般较轻，体征常不明显，白细胞计数不升高或轻度升高；胸部X线片示阴影浅淡，血冷凝试验可阳性。疾病恢复期血清肺炎支原体特异性抗体升高，大环内酯类治疗有效，青霉素治疗无效。

二、治疗

（一）一般治疗

患者应卧床休息，注意足够蛋白质、热量和维生素等的摄入。观察患者的呼吸、心率、血压、尿量。鼓励饮水每日1~2 L；注意维持水、电解质平衡；有明显胸痛者，可应用可待因15 mg，口服；有低氧血症或有发绀的，应给予吸氧，保持呼吸道通畅；若有呼吸衰竭进行性发展，需考虑气管插管、气管切开及机械呼吸等。如有烦躁不安、谵妄、失眠等，可给予地西泮5 mg，口服。

（二）抗生素治疗

抗生素治疗首选青霉素。如无青霉素过敏，可用青霉素每次80万U，每日2

次，肌内注射；或用青霉素每次 320 万~400 万 U 加入 5% 葡萄糖注射液 250 mL 中静脉滴注，每日 2 次。有青霉素过敏的，则用红霉素每次 1~1.5 g 加入 5% 葡萄糖注射液 500 mL 中静脉滴注，每日 2 次；或用头孢呋辛酯（力复乐或头孢呋辛）每次 1.5 g 加入 5% 葡萄糖注射液 250 mL 中静脉滴注，每日 2 次。

（三）中毒休克型肺炎治疗

治疗时应注意纠正水、电解质和酸碱紊乱，监测和纠正钾、钠及氯紊乱以及酸碱中毒。可用以下治疗：500 mL 右旋糖酐-40 静脉滴注，每日 1 次；多巴胺 60~80 mg 加入 5% 葡萄糖注射液 500 mL 中静脉滴注（一般可根据血压调整滴速，使收缩压维持在 90~100 mmHg）；青霉素 400 万~500 万 U 加入 5% 葡萄糖注射液 250 mL 中静脉滴注，每日 2 次（青霉素皮试阴性后用）或用头孢曲松 2g 加入 5% 葡萄糖注射液 250 mL 中静脉滴注，每日 1 次；地塞米松 5~10 mg 加入 5% 葡萄糖氯化钠注射液 500 mL 中静脉滴注，每日 1 次或用氢化可的松 100~200 mg 加入 5% 葡萄糖氯化钠注射液 500 mL 中静脉滴注，每日 1 次，一般应用 3~5 日。如因补液过多、过速或伴有中毒性心肌炎，出现心功能不全者，可用 0.2 mg 毛花苷 C 加入 50% 葡萄糖注射液 20 mL 中，静脉缓慢注射。

三、病情观察

诊断明确者，如无并发症，可给予门诊治疗，如治疗效果不佳、年龄较大或原有基础疾病，应考虑住院治疗。无论门诊或住院治疗，均应密切观察患者治疗后症状、体征的变化，复查胸部 X 线片，了解肺部病变的吸收情况。如有血压下降，高度怀疑或诊断有中毒休克性肺炎的，须密切观察患者治疗后的病情演变，必要时调整治疗用药。

四、病历记录

（一）门急诊病历

记录患者发热的程度及时间；有无胸痛，如有，记录胸痛的时间和程度；有无本次发病的诱发因素，如淋雨、受凉、疲劳及上呼吸道感染史；是否伴有呼吸困难等；咳嗽及咳痰的性状，有无铁锈色痰。既往史中记录有无慢性胸、肺疾病史等；如有，记录过去诊断和治疗情况。体检记录患者血压，有无肺实变的体征，有无大汗、发绀、不能平卧等重症肺炎的表现。辅助检查记录血常规、痰培养、胸部 X 线片等检查结果。

（二）住院病历

除记录患者门急诊的诊治经过、疗效外，重点记录本次入院的诊治经过、症状体征的变化。如为中毒休克性肺炎，须密切观察记录患者血压、心率、脉搏氧饱和度的变化以及相应积极治疗后的症状变化，是否改善、好转。

五、注意事项

（一）医患沟通

诊断本病后，经治医师应如实告知患者及家属本病的临床特点、诊断方法、治疗原则等，以便能理解、配合治疗。对老年、抵抗力差的患者，应充分考虑到疾病的严重性及并发症出现的可能，对预后的评估十分重要；应注意随时与患者及家属沟通。诊断为中毒休克性肺炎的，因病情危重，当告知患者家属可能的后果。

（二）经验指导

（1）根据患者临床急性发病，有寒战、高热、咳嗽、咳铁锈色痰、胸痛，体检有肺实变的体征等表现，血白细胞计数增高、中性粒细胞增高、胸部 X 线片示肺实变阴影，痰涂片检出革兰阳性球菌，痰培养有肺炎链球菌，可以确立诊断。

（2）临床上须注意的是，即使痰培养阴性，根据患者的病史、体征、外周血象和胸部 X 线片改变，也可做出本病的临床诊断。即使疾病初期胸部 X 线片可无异常，3~4 日再摄胸部 X 线片即可发现异常。

（3）一旦诊断本病，即应尽早给予有效抗生素治疗，不必等待确诊病原菌后再选用抗生素。有效抗生素治疗后，24~48 小时后患者症状即可开始缓解，呼吸和心动过速好转，体温 72 小时内恢复正常；有时发热可持续 5 日，但不影响预后和并发症的发生。如果抗生素治疗 1 周以上而体温不退或热退后体温再次上升，应注意并发症如脓胸、脑膜炎、心包炎和关节炎的可能，尤其是老年患者和免疫功能减退者应注意，需进一步检查确认。

（4）最近已发现，国外耐青霉素的肺炎链球菌发病率较高，我国也有上升趋势，若考虑有耐青霉素肺炎链球菌感染，则应选用二、三代头孢菌素。

第二节　葡萄球菌肺炎

葡萄球菌肺炎是由葡萄球菌引起的急性化脓性肺部炎症，多发生于对葡萄球菌免疫力较差的机体，如有糖尿病、肝病、营养不良等基础疾病史者。皮肤感染灶（痈、疖、毛囊炎、蜂窝织炎、伤口感染）中的葡萄球菌可经血循环抵达肺部，引起多处肺实变、化脓及组织破坏，形成单个或多发性肺脓肿。葡萄球菌为革兰染色阳性球菌，分金黄色葡萄球菌及表皮葡萄球菌两类，以前者致病性较强。

一、诊断

（一）症状与体征

1. 症状

（1）可有先驱的上呼吸道感染史，并有典型的流感症状。

（2）多数急性起病，血源性金黄色葡萄球菌肺炎常有皮肤疖痈史，皮肤烧伤、裂伤、破损等葡萄球菌感染史。有血管导管留置史者易并发感染性心内膜炎，患者有明显胸痛、呼吸困难、高热、寒战，而咳嗽、咳痰较少见，可有心悸、心力衰竭表现。一部分患者有金黄色葡萄球菌败血症史，但找不到原发病灶。

（3）通常全身中毒症状突出，急起高热、乏力、大汗、肌肉关节痛，多为高热或过高热，呈稽留热型，寒战、咳嗽，咳黄脓痰、脓血痰、粉红色乳样痰，无臭味。胸痛和呼吸困难进行性加重，发绀，重者呼吸窘迫及血压下降、少尿等末梢循环衰竭表现。少部分患者肺炎症状不典型，可亚急性起病。

（4）血行播散者早期以中毒表现为主，呼吸道症状不明显。患有慢性疾病者及老年人、某些不典型病例可呈亚急性起病。

2. 体征

（1）起病急骤，体温高达 $39\sim40$ ℃，呈稽留热型，有畏寒、寒战。

（2）有显著的毒血症状，如出汗、食欲缺乏、乏力，少数体质衰弱者可出现精神萎靡，甚至神志模糊。

（3）呼吸困难、发绀，起病数天后两肺听诊可有散在湿性啰音。

（4）注意腹部体征，尤其是肝部有无触痛、叩击痛等，有无皮肤特别是下肢是否有破损和感染灶存在，如有这些体征，肺炎则为血行播散所引起。

（二）辅助检查

1. 白细胞计数

明显增高，一般在 $15\times10^9/L$ 以上，中性粒细胞百分比增多，伴核左移，并出现中毒颗粒。

2. 细菌学检查

痰涂片革兰染色可见大量葡萄状球菌。痰培养可获葡萄球菌生长，凝固酶阳性者有助于诊断。血源性感染者血培养半数可呈阳性。

3. 血气分析

PaO_2 及 $PaCO_2$ 可下降。

4. 胸部 X 线片检查

两肺呈絮状、浓淡不匀的阴影，或呈多发性片状或球形阴影，病变在短期内变化很大。常出现多发性小的液平面空洞，或呈现 1~6 cm 大小的薄壁气囊肿。部分病例有脓胸、气胸或脓气胸的 X 线征象。

（三）诊断要点

（1）起病急，有寒战、高热、胸痛，咳嗽、咳黄色脓痰或脓性血痰，痰量较多。伴呼吸困难和发绀，严重者出现周围循环衰竭。

（2）急性重病容，重症患者常意识障碍或昏迷。血压下降，皮肤黏膜可有出血点或脓点，脑膜、心包、肝、肾、脑等器官可发生转移性化脓性病灶。肺部体征早期不明显，当有支气管肺炎或脓肿形成时，可闻及湿啰音。但实变的体征较少见。如并发脓胸者，则患侧浊音，呼吸音降低。

（3）吸入性感染者常有流感或麻醉史，儿童多见。葡萄球菌经呼吸道吸入感染引起肺炎。血源性感染者，常有皮肤或手术感染病史，葡萄球菌经感染病灶进入血循环引起败血症或脓毒血症，经血行播散至肺。

（4）白细胞及中性粒细胞显著增高；痰涂片可见革兰阳性球菌，尤其白细胞内发现吞噬的球菌有诊断价值；痰和血培养获得凝固酶阳性的金葡菌可确立诊断；对流免疫电泳法测定胞壁酸抗体，滴度≥1：4 为阳性，特异性高，有助于快速诊断。

（5）胸部 X 线显示病程中炎性浸润、脓肿、气囊肿、脓胸脓气胸征象，且病灶具有多样性、多变性、易变性、速变性为重要特征。

（四）鉴别诊断

1. 肺炎链球菌肺炎

也可表现为发热、咳嗽、血白细胞增多，胸部 X 线片示肺部呈段、叶分布的浸润性阴影，特征性痰呈铁锈色，而葡萄球菌肺炎痰为脓血性或黏液脓性。胸部 X 线片变化表现相对较慢，短时间内一般不出现脓腔或脓气胸。治疗上对 β-内酰胺类药物反应良好。痰、血或浆膜腔液等细菌学培养，可以明确诊断。

2. 铜绿假单胞菌肺炎

可以发生于高龄、体弱及原有慢性基础疾病者，细菌入侵途径通常是上呼吸道、皮肤或消化道。除急性肺炎表现外，胸部 X 线片也可以呈多发性小脓肿表现，但铜绿假单胞菌肺炎痰呈翠绿色，较具特征性。痰或胸腔积液细菌培养有助于鉴别。

3. 支气管扩张

支气管扩张继发细菌感染时，患者也有发热、咳嗽、咳脓痰等表现，在受凉或感冒等诱因下反复发作，胸部 X 线片表现为粗乱肺纹理中有多个不规则的环状透亮阴影或沿支气管的卷发状阴影。根据病史和胸部 X 线片或胸部 CT 常可作出诊断。

4. 急性肺脓肿

大多数肺脓肿主要由于吸入上呼吸道或口腔内含有细菌的分泌物引起，常发生于受凉、醉酒、昏迷和中毒等基础上，表现为寒战、高热、咳大量脓性痰等，血白细胞升高，胸部 X 线片上早期有单个或多个界限模糊的片状影，而后出现脓腔样改变。但痰呈霉臭味，培养常为混合细菌感染。血源性肺脓肿常并发于脓毒血症者，血培养常有致病菌生长。

二、治疗

（一）一般治疗

卧床休息，多饮水，注意保暖，摄入足够蛋白质、热量、维生素，保持呼吸道湿化与通畅，必要时给氧。

（二）药物治疗

经验性治疗须根据当地金黄色葡萄球菌流行趋势和病原菌可能来源选药。社区获得性金黄色葡萄球菌肺炎不首选青霉素，可考虑应用苯唑西林、头孢唑啉；若效果不好，进一步进行病原学检查并可考虑氨基糖苷类抗生素。住院患者则考虑首选氨基糖苷类抗生素。在经验性治疗中应尽可能获得病原学资料，并根据药物敏感试验结果及时修改治疗方案。针对性治疗是指已通过细菌学检查确认了病原菌并取得了药物敏感资料，根据细菌药物敏感性针对性选药。对青霉素敏感菌株，首选大剂量青霉素，过敏者可选用大环内酯类、林可霉素、半合成四环素类、第一代头孢菌素；大多数金黄色葡萄球菌产青霉素酶，且对甲氧西林耐药菌株不断增加，若为甲氧西林敏感菌株可选用氯唑西林、苯唑西林；另一类主要药物为头孢噻吩或头孢孟多及头孢唑林。第三代头孢类几乎无效。另外，林可霉素对 90%～95% 的患者有效。一般对甲氧西林耐药的菌株对所有 β-内酰胺类抗生素均耐药，首选氨基糖苷类抗生素。另外还可选用万古霉素和去甲万古霉素及替考拉宁。

（1）苯唑西林：用药方法，供肌内注射时，每 0.5 g 加灭菌注射用水 2.8 mL。肌内注射，成人每日 4～6 g，分 4 次给药；静脉滴注，成人每日 4～8 g，分 2～4 次给药，严重感染每日剂量可增加至 12 g。

轻、中度肾功能减退患者不需调整剂量，严重肾功能减退患者应避免应用大剂量，以防中枢神经系统毒性反应发生。

（2）头孢呋辛钠：肌内注射、静脉注射或静脉滴注。①肌内注射：0.25 g 注射用头孢呋辛钠加 1mL 注射用水或 0.75 g 注射用头孢呋辛钠加 3 mL 注射用水，轻轻摇匀使成为不透明的混悬液。②静脉注射：0.25 g 注射用头孢呋辛钠最少加 2 mL 注射用水或 0.75 g 注射用头孢呋辛钠最少加 6 mL 注射用水，使溶解成黄色的澄清溶液。③静脉滴注：可将 1.5 g 注射用头孢呋辛钠溶于 50 mL 注射用水中或与大多数常用的静脉注射液配伍（氨基糖苷类除外）。

一般或中度感染：每次 0.75 g，每日 3 次，肌内或静脉注射。重症感染：剂量加倍，每次 1.5 g，每日 3 次，静脉滴注 20～30 分钟。

（3）头孢唑林：静脉缓慢推注、静脉滴注或肌内注射，成人每次 0.5～1 g，每日 2～4 次，严重感染可增加至每日 6 g，分 2～4 次静脉给予。

肾功能减退者的肌酐清除率每分钟大于 50 mL 时，仍可按正常剂量给药；肌酐清除率为每分钟 20~50 mL 时，每 8 小时 0.5 g；肌酐清除率为每分钟 11~34 mL 时，每 12 小时 0.25 g；肌酐清除率每分钟小于 10 mL 时，每 18~24 小时 0.25 g。所有不同程度肾功能减退者的首次剂量为 0.5 g。

本品在老年人中 $t_{1/2}$ 较年轻人明显延长，应按肾功能适当减量或延长给药间期。

（4）万古霉素：万古霉素对细菌作用，主要是抑制细菌细胞壁的合成，还可改变细菌细胞的渗透性和 RNA 的合成，万古霉素对繁殖期的细菌具有杀灭作用。用药方法：缓慢静脉滴注，成人每日 1~2 g，分 2~4 次给予。

不良反应：①快速静脉滴注万古霉素时或之后，可能发生类过敏性反应，包括低血压、喘息、呼吸困难、荨麻疹或瘙痒；同时亦可引起"红颈"或"红人"综合征，表现为皮肤潮红、瘙痒或麻刺感，心动过速，面颈、胸部和背部等出现红斑样皮疹和血压下降。通常在 20 分钟内，即可解除。静脉滴注时间大于 60 分钟，此类情况罕见发生。②引起肾毒性，偶可引起蛋白尿、管型尿、血尿等，对肾功能不全患者，应监测肾功能。③引起耳毒性，偶可引起听神经和听觉损害，耳鸣和高音性耳聋为早期症状。④偶有变态反应，药物热，皮疹（包括表皮脱落性皮炎），中性粒细胞减少，史密斯–约翰逊综合征，毒性表皮坏死松解，并罕有脉管炎。

（三）体位引流

脓（气）胸应及早胸腔置管引流。肺脓肿应告知患者按病变部位和全身情况做适当体位引流。

（四）其他治疗

营养支持和心肺功能维护十分重要。伴随葡萄球菌心内膜炎的患者，应在抗生素治疗症状有改善时及早进行心脏赘生物的手术治疗。

三、病情观察

由于葡萄球菌肺炎的患者病情重，可出现生命体征的不稳定，因此须入住重症监护病房。主要观察治疗后患者中毒症状的改善程度，评估治疗效果；同时要观察有无并发症，仔细检查体内有无未引流的感染病灶，定期胸部 X 线片检查以评估疗效。

四、病历记录

（一）门急诊病历

记录患者发热及咳嗽的时间、咳痰的性状，是否伴有呼吸困难；起病的急缓程度及病情发展的速度，有无毒血症状。既往史记录有无糖尿病、肝病等免疫功能缺陷史，是否有皮肤感染灶存在，如有，记录过去的诊断和治疗情况。体检记录患者的生命体征、肺部检查结果，辅助检查记录血常规、痰培养、胸部 X 线片等检查结果。

（二）住院病历

详尽记录患者入院前门急诊的诊治经过、疗效如何等，重点记录患者入院后的诊治经过，反映治疗后的症状和体征的改变。有重症肺炎时，须观察记录患者的血压、心率、脉搏、氧饱和度变化，以及采取治疗后的症状变化，病情危重时，记录与家属沟通谈话内容。

五、注意事项

（一）医患沟通

应使家属及患者了解金黄色葡萄球菌致病力强、病情严重，尤其是耐药金黄色葡萄球菌引起的肺炎，治疗更困难、疗程更长，应引起重视，以便能配合、支持治疗；另外，部分存在基础疾病、年老或免疫功能低下者，预后较差，须及时与家属沟通。金黄色葡萄球菌在住院患者中可以交叉感染，甚至有暴发流行，应注意在接触患者后要及时认真洗手，进行呼吸治疗时戴手套，进行各种侵入性检查和治疗时要严格注意器械消毒、无菌操作，避免交叉感染。

（二）经验指导

（1）临床上应注意的是，因健康人群中鼻前庭和咽喉处带菌率甚高，故仅根据痰中发现葡萄球菌尚不能作为诊断依据；若于痰涂片上发现白细胞内有吞噬的革兰阳性球菌则对本病诊断有较大帮助。胸部 X 线片的改变对临床诊断有很大帮助，但应注意，部分患者早期可无异常，起病初期的动态 X 线检查十分重要。

（2）早期有效的抗生素治疗对本病的预后有十分重要的意义，及时正确地处理并发症亦是影响本病预后的关键因素。葡萄球菌除对万古霉素、替考拉宁、利福平等少数抗生素敏感外，对多种抗生素耐药，葡萄球菌肺炎治疗的疗程宜长。无并发症者，疗程至少 14~21 日，有空洞性病灶或脓胸的，疗程为 4~6 周，继发于心内膜炎者疗程为 6 周或更长。

（3）应积极控制基础疾病，如糖尿病、肺外感染等。营养支持对疾病的转归也有十分重要的意义。患者中毒症状重、体温高、肝肾功能有损害的重症患者可短期内使用糖皮质激素。

（4）若证实有耐甲氧西林的金黄色葡萄球菌（MRSA）院内传播，应汇报所在医院感染管理委员会，明确感染途径，切断传染源。

第三节　克雷白杆菌肺炎

克雷白杆菌肺炎亦称肺炎杆菌肺炎或 Friedlander 肺炎，是由肺炎克雷白杆菌引起的急性肺部炎症，多见于老年、营养不良、慢性酒精中毒、已有慢性支气管-肺疾病和全身衰竭的患者。本病较多见于中年以上男性患者，起病急剧，有高热、咳嗽、痰量多和胸痛，可有发绀、气急、心悸，约半数患者有畏寒，早期可出现休克。临床表现类似严重的肺炎球菌肺炎，但痰呈黏稠脓性、量多、带血，灰绿色或红砖色、胶胨状，但并非全部病例皆如此典型。X 线显示肺叶或小叶实变，有多发性蜂窝状肺脓肿，叶间隙下坠。克雷白杆菌肺炎虽只占细菌性肺炎的 2%左右，但死亡率高。

一、诊断

（一）症状与体征

1. 症状

克雷白杆菌肺炎发病急骤，部分发病前有上呼吸道感染症状，主要表现为畏寒、发热、咳嗽、咳痰、胸痛，甚至呼吸困难，痰量多、黏稠，白痰或血痰，由血液和黏液混合成砖红色黏稠胶胨状，较为典型。常有气急、发绀、谵妄甚至衰竭，有的患者可出现恶心、呕吐、腹胀和腹泻等消化道症状。

2. 体征

（1）急性病容，胸闷、气促、心悸，常伴有呼吸困难。

（2）严重者可有发绀、全身衰竭、休克和黄疸。

（3）两肺听诊可有散在湿啰音，心率加快。

（4）注意肺部体征，尤其是肝脏有无触痛、叩击痛等，如有这些体征，提示肺部感染为继发于肝脏的感染。

（二）辅助检查

1. 实验室检查

①血常规。血白细胞和中性粒细胞增高，见有核左移，少数患者则白细胞减少。②痰培养及血培养。痰培养可有肺炎克雷白杆菌生长，血培养可分离出肺炎杆菌，阳性率 20%～50%。

2. 胸部 X 线片

提示大叶实变、小叶浸润和脓肿形成。大叶实变多位于右上叶，近半数患者累及一叶以上，重而黏稠的炎性渗出物可使叶间隙呈弧形下坠。

3. 腹部 B 超

可发现肝脏有无感染灶。

(三) 诊断要点

(1) 中老年人男性，有酗酒者多见。

(2) 常有慢性支气管炎或其他肺部疾病、糖尿病、恶性肿瘤、器官移植或粒细胞减少症等基础疾病史。

(3) 有发热、咳嗽、咳砖红色痰和呼吸困难等症状，肺部听诊闻及湿啰音。

(4) 胸部 X 线片示肺大片实变阴影，叶间裂下坠，伴多发脓肿及脓胸形成。

(5) 痰、血及胸液培养出肺炎杆菌可确诊，致病菌检出也是与其他细菌性肺炎相鉴别的重要方法。

(四) 鉴别诊断

1. 金黄色葡萄球菌肺炎

发病急骤，有畏寒、高热、咳嗽、咳痰或胸痛等症，痰在早期为黏液性，逐渐出现脓痰，常并发气胸和脓胸。血白细胞计数增高显著，中性粒细胞比例增加，核左移。胸部 X 线片表现大片状浸润，伴空洞者可见液平面。治疗上对青霉素敏感，耐甲氧西林青霉素金黄色葡萄球菌对头孢菌素不敏感。但真正的病原学鉴别还应依据痰、胸腔积液或血液的细菌学培养结果。

2. 肺结核

有咳嗽、咳痰、咯血，并发其他细菌感染时，可有脓痰，胸部 X 线片可有片状浸润影和空洞，并发胸膜炎时可有胸腔积液，但患者往往有低热、盗汗和消瘦等症，外周血白细胞轻度升高，痰涂片可见到大量抗酸杆菌，抗结核治疗有效，可资鉴别。

3. 其他革兰阴性杆菌肺炎

大肠埃希菌、变形杆菌或铜绿假单胞菌肺炎等，临床表现与克雷白杆菌肺炎有相似之处，鉴别依赖于反复的痰、分泌物或血液的细菌学检查。

二、治疗

克雷白杆菌肺炎的治疗包括抗感染治疗和支持治疗。合理的抗生素选择应是根据药物敏感试验结果决定。经验性用药可选择广谱青霉素、第一代头孢菌素、第二代头孢菌素以及氨基糖苷类抗生素。广谱青霉素中可选择氨苄西林、哌拉西林以及与酶抑制剂混合的复合制剂；第一代头孢菌素以头孢唑啉和头孢拉定为首选；第二代头孢菌素可选用头孢呋辛、头孢孟多和头孢西丁等；氨基糖苷类可选用庆大霉素、阿米卡星或妥布霉素等。对重症感染多采用 β 内酰胺类抗生素与氨基糖苷类合用。对多重耐药菌感染或难治性感染，可选用第三代头孢菌素、亚胺培南或氟喹诺酮类等。克雷白杆菌肺炎的抗生素治疗疗程宜长，通常为 3~4 周。支持治疗包括气道引流通畅、适当吸氧，纠正水、电解质和酸碱失衡，补充营养等。

（一）一般治疗

强调支持治疗，包括通畅气道、祛痰、止咳、吸氧等，注意纠正水、电解质和酸碱平衡，补充营养治疗。

（二）药物治疗

首选药物为氨基糖苷类和头孢菌素类抗生素。可用头孢噻肟钠 2 g 加入 5% 葡萄糖注射液 250 mL 中静脉滴注，每日 2 次；或用头孢他啶 2 g 加入 5% 葡萄糖注射液 250 mL 中静脉滴注，每日 2 次，联用丁胺卡那 0.6 g 加入 5% 葡萄糖氯化钠注射液 500 mL 中静脉滴注，每日 1 次。如肺炎克雷白杆菌对头孢噻肟钠、头孢他啶耐药，提示细菌产生超广谱 β-内酰胺酶（ESBL），对所有头孢菌素耐药者，可用亚胺培南/西拉司丁（泰能）0.5 g 加入 0.9% 氯化钠注射液 250 mL 中静脉滴注，每日 3 次；或用头孢哌酮/舒巴坦（舒普深）2.0 g 加入 5% 葡萄糖注射液 250 mL 中静脉滴注，每日 2 次。

注意，肺炎杆菌肺炎的抗生素疗程通常为 3~4 周。如确认为广谱 β 内酰胺酶的肺炎，则可根据药敏的结果选用抗生素。

三、病情观察

有高热、呼吸困难、休克等病情严重者须住院治疗。有上述基础疾病的患者，须进行生命体征监护，治疗中主要应观察治疗后毒性是否改善，肺部体征、胸部 X 线片、血白细胞计数等变化，评估治疗效应。患者如体温正常，咳嗽、咳痰和呼吸困难消失，胸部 X 线片恢复正常，血常规正常，即为痊愈。

四、病历记录

（一）门急诊病历

记录患者发热及咳嗽、咳痰的时间和程度，所咳痰的量、颜色及性状，是否伴有呼吸困难；记录起病的急缓程度及病情发展的速度。既往史中记录有无上述的基础疾病。有无酗酒嗜好。体检记录患者的生命体征变化。辅助检查记录血、痰培养结果，以及胸部 X 线片和 B 超等检查结果。

（二）住院病历

记录患者门急诊的诊治经过。重点记录患者入院后的诊治经过，详尽反映治疗后患者的症状和体征的变化、疗效，同时须密切观察记录患者的血压、心率、脉氧的变化，以及给予相应治疗后的病情变化。

五、注意事项

（一）医患沟通

克雷白杆菌肺炎病死率较高，可达 20%~50%，尤其易发生在酗酒、伴有菌血症、中性粒细胞减少、老年、病变广泛、有肺外并发症及原有基础疾病者。肺炎合并肺脓肿或坏死性改变恢复后，可能残留纤维化空洞，肺容量减少和肺功能受损，所有上述的情况，应及时与家属交代病情和预后，以便患者及家属能理解、支持。

（二）经验指导

（1）由于健康人口咽部带菌率达 1%～6%，单纯痰培养阳性对诊断克雷白杆菌肺炎，应持谨慎态度，只有具有急性肺炎的症状、体征和痰或血培养阳性时可以确立诊断。胸部 X 线片虽具有特征性的表现，但不具有特异性。

（2）目前认为，无其他原发病灶而血培养阳性，或胸腔积液培养阳性，或经气管抽吸物或防污染毛刷获阳性培养结果，可确诊为克雷白杆菌肺炎。

（3）本病的抗生素疗程一般为 2～3 周，发生空洞或脓胸者应延长用药至 4～6 周或更长。及时足够清除肺内黏稠分泌物是降低患者病死率的一个重要措施。

（4）若为社区获得性肺炎，则选用二、三代头孢菌素联合氨基糖苷类抗生素即可，而院内获得性克雷白杆菌肺炎耐药性明显增加，并可产生超广谱 β-内酰胺酶，破坏包括第三、四代头孢菌素在内的大多数 β-内酰胺类抗生素，治疗应选用头孢菌素类、碳青霉烯类或 β-内酰胺类/酶抑制剂。

（5）由于抗生素的广泛使用，本病血、痰培养阳性率不高，故治疗中不能过分强调、依赖于痰和血培养的阳性结果。

第三章　肺部真菌病

第一节　肺念珠菌病

肺念珠菌病或称念珠菌肺炎是由念珠菌引起的急性、亚急性或慢性肺部感染。通常也包括支气管念珠菌病，统称支气管肺念珠菌病。支气管肺念珠菌的病原性真菌主要是白念珠菌，其次是热带念珠菌和克柔念珠菌。

一、诊断

（一）症状与体征

1. 支气管炎型

全身情况良好，症状轻微，一般不发热。主要表现剧咳，咳少量白色黏液痰或脓痰。检查发现口腔、咽部及支气管黏膜上被覆散在点状白膜，胸部偶尔听到干啰音。

2. 肺炎型

大多见于免疫抑制或全身情况极度衰弱的患者。呈急性肺炎或败血症表现，出现畏寒、发热、咳嗽、咳白色黏液胶胨样痰或脓痰，常带有血丝或坏死组织，呈酵母臭味，甚至有咯血、呼吸困难等。肺部可闻及干、湿啰音。

（二）辅助检查

1. 微生物学检查

（1）痰液或支气管肺泡灌洗液培养连续两次以上同一念珠菌阳性有意义，

尤以肺泡灌洗液意义更大。并发有真菌血症时血培养真菌阳性。真菌培养不仅可以明确真菌类型，体外药敏试验还可以帮助选择敏感抗真菌药物。痰液应以刷牙漱口后第二口深处咳出的黏痰为佳。

（2）痰液或支气管肺泡灌洗液直接镜检或细胞学检查见到酵母细胞和（或）假菌丝，尤以分隔菌丝最有意义。患者就诊初期先行痰涂片检查，当日可出结果，有助于该病早期诊断。

（3）免疫荧光法：使用荧光色素标记抗体与相对应的菌体抗原相结合后通过荧光显微镜进行观察。

2. 血清学检查

主要有乳胶凝集试验、补体结合试验等。

3. 组织病理学检查

通过针吸或活检肺组织标本 HE 染色、PAS 染色发现真菌是诊断的金标准。高度怀疑真菌感染但又缺乏微生物学证据时，在患者能耐受该项检查的情况下可采取。临床上对肺炎症性实变、空洞形成、并发胸腔积液的肺炎可以经皮穿刺肺活检结合胸液病原学检测诊断。

4. 影像学检查

胸片以两中下野多见，表现为弥漫的、密度不均、大小不等的斑片影，病灶可融合形成团块影，部分实变区域内可出现空腔，并有较快进展。通常认为念珠菌肺炎不具有特殊的影像学特点。

5. 其他实验室检查

血白细胞常轻度升高，重度感染亦可降低。可有肝肾功能的损害等。

（三）诊断要点

1. 确诊

（1）胸部 X 线片显示急性浸润性阴影，与临床考虑肺真菌相符合。

（2）可接受的下呼吸道标本包括经皮针吸、经支气管肺活检、剖胸肺活检或胸腔镜直视活检标本培养分离到念珠菌。

（3）活组织切片染色检查发现假菌丝。

2. 拟诊

（1）念珠菌抗原或抗体阳性。

（2）具有发病危险因素，合格痰标本或下呼吸道分泌物多次分离到同一种念珠菌；镜检同时见到菌丝和孢子。

肺念珠菌病诊断困难。确诊需要组织学诊断和微生物学诊断证据同时具备。本病绝大多数是继发性的，尤其常见于终末期疾病和接受广谱抗生素和（或）肾上腺皮质激素治疗的患者，痰标本查到念珠菌或口腔黏膜见到念珠菌斑或粪便中分离到念珠菌是肺炎念珠菌诊断的重要线索，但不是诊断依据。影像学改变没有特征性。由于活组织检查受到多种因素的限制，难以普遍实施。在具有高危因素患者，痰中查到念珠菌，特别是多次查到，临床上给予诊断性抗真菌治疗，如果确实有效，即微生物和影像学均显示有效，或许可以反证诊断，但问题是很难评价疗效，因为抗真菌治疗后念珠菌的清除仍不能区分二重寄植与二重感染，而影像学异常的改善往往很慢，而且常因为原发细菌感染，抗生素治疗不能完全撤停，到底是抗生素疗效还是抗真菌治疗有效不能区别。因此目前临床应尽量争取应用防污染采样或灌洗标本，如果涂片见到菌丝和孢子，而且培养到念珠菌，则诊断价值较高。倘若病情允许和技术条件成熟，则在纤维支气管镜防污染采样或灌洗同时做 TBLB，争取获得组织学诊断。组织学所见真菌与培养到真菌如果一致，当可确诊。

（四）鉴别诊断

肺念珠菌病需要与其他肺真菌病和细菌性肺炎鉴别。当真菌和细菌混合感染时，则不是鉴别而是需要确诊。偶尔肺念珠菌病在影像上呈球形或结节性病灶，则需与肿瘤等进行鉴别。唯一鉴别手段是肺活检标本组织病理学和微生物学检查。

二、治疗

(一) 一般治疗

加强营养支持，必要时补充外源性增强免疫物质，如血浆、免疫球蛋白；加强口腔护理，防止局部念珠菌增生。

(二) 药物治疗

1. 两性霉素 B

(1) 用药指征：适用于念珠菌属感染性支气管-肺感染，其中白念珠菌对本品极为敏感。本品对多数致病真菌如念珠菌属、大多数曲霉菌、组织胞浆菌、新型隐球菌、高大毛霉菌等均敏感，仅土曲霉菌、放线菌、波伊德假霉样真菌和镰孢菌属等对本品耐药。皮肤和毛发真菌大多耐药。

(2) 用药方法：先以灭菌注射用水 10 mL 配制两性霉素 B50 mg，或 5 mL 配制 25 mg，然后用 5% 葡萄糖注射液稀释（不可用氯化钠注射液，因可产生沉淀），注射液的药物浓度不超过 0.1 mg/mL，避光缓慢静脉滴注，每次静脉滴注时间需 6 小时以上，稀释用葡萄糖注射液的 pH 应在 4.2 以上。成人常用剂量：开始静脉滴注时先试以 1~5 mg 或按体重每次 0.02~0.1 mg/kg 给药，后根据患者耐受情况每日或隔日增加 5 mg，增加至每次 0.6~0.7 mg/kg 时即可暂停，成人每日最高剂量不超过 1 mg/kg，每日或隔日给药 1 次，累积总量 1.5~3.0 g 或以上，疗程 1~3 个月，也可长至 6 个月，视病情而定。

(3) 联合用药：①氟胞嘧啶与本品有协同作用，但也可增强氟胞嘧啶的毒性反应。②本品与吡咯类抗真菌药如氟康唑、伊曲康唑等在体外具拮抗作用，而其吡咯类可诱导真菌对两性霉素 B 耐药，故两者不宜联合。③抗肿瘤药、万古霉素、氨基糖苷类、多黏菌素、环孢素、卷曲霉素等肾毒性药物与本品同时应用可增强其肾毒性。④洋地黄类药物，因两性霉素 B 所致低钾血症可增强潜在的洋地黄毒性，故应密切观测血钾和心电图。⑤肾上腺皮质激素可以控制本品的不良反应但也可加重本品诱发的低钾血症。故如需同时应用激素时应选最小剂量和最短疗程。并监测血钾。⑥碱性药物可增强本品的排泄，减少肾小管酸中毒的发生可能。

（4）用药体会：本品为迄今抗真菌谱最广的强效药物，理论上应为治疗侵袭性真菌感染的最有效药物。但其毒性大、不良反应多，许多患者应用受到限制或因不能耐受而被迫终止治疗。因此应用时要权衡利弊。多用于敏感菌所致的进展性、危及生命的真菌感染治疗。在经济条件允许的情况下，可先使用其他敏感的、毒性反应较小的抗真菌药。

2. 两性霉素 B 含脂复合制剂

具体包括有以下 3 种制剂：①两性霉素 B 脂质复合体；②两性霉素 B 胆固醇复合体；③两性霉素 B 脂质体。

（1）用药指征：抗菌谱和抗菌活性同两性霉素 B，但毒性反应明显下降。适用于包括念珠菌肺炎在内的绝大多数侵袭性真菌感染的经验及确诊治疗；无法耐受传统两性霉素 B 制剂的患者；肾功能严重损害，不能使用传统两性霉素 B 制剂的患者。

（2）用药方法：起始剂量为每日 1 mg/kg，经验治疗的推荐剂量为每日 3 mg/kg，确诊治疗为每日 3~5 mg/kg，静脉滴注时间不应少于 1 小时，以 2 小时为宜。疗程同两性霉素 B。

（3）联合用药：同两性霉素 B。

（4）用药体会：两性霉素 B 脂质体临床应用抗真菌（尤其抗念珠菌属、曲霉菌属）效果好，毒性反应也较两性霉素 B 显著降低。但费用相对较高，且相对于对念珠菌属敏感的氟康唑来说，该药毒性反应仍相对较大。故选择时应根据病情和患者的经济情况慎重选择。建议限于氟康唑耐药的或危重念珠菌肺炎治疗。

3. 氟康唑

（1）用药指征：抗菌谱包括念珠菌属主要为白念珠菌。对光滑念珠菌活性降低，对克柔念珠菌无活性。新型隐球菌、小孢子菌属、夹膜组织胞浆菌和毛癣菌属感染等，对曲霉菌感染无效。适用于敏感念珠菌、隐球菌所致的严重感染的治疗，也可用于预防放化疗后恶性肿瘤患者、免疫功能受抑制的患者的真菌感染（本品治疗播散性真菌病时通常与两性霉素 B 联合应用，因单独应用时易致真菌耐药性的发生）。血中药物可透析清除。

（2）用药方法：念珠菌肺炎常用氟康唑静脉滴注，每 200 mg 加入 0.9%氯化钠注射液 100 mL 中，滴注时间为 30~60 分钟。每日剂量为第 1 日 400 mg，随后每日 200~400 mg。疗程根据临床疗效而定。肾功能不全者，需根据肾功能减退程度减量给药。

（3）联合用药：①本品与两性霉素 B 具协同作用，两性霉素 B 亦可增强本品的毒性，此与两性霉素 B 可使细胞摄入药物量增加以及肾排泄受损有关。②有报道，同时接受氟康唑和华法林治疗的患者可合并凝血酶原时间延长，发生出血性不良事件，应严密监测凝血酶原时间。③口服咪达唑仑后，给予氟康唑可引起咪达唑仑血药浓度明显升高。故同时应用时应减少咪达唑仑的用量。④氟康唑与利福平同时应用可导致氟康唑的曲线下面积减少 25%，并使其半衰期缩短 20%。对同时服用氟康唑和利福平的患者，应考虑增加氟康唑的剂量。⑤氟康唑 200 mg，连用 14 日可导致茶碱平均血浆清除率降低 18%。故同时服用氟康唑时应注意观察其茶碱中毒症状，必要时调整剂量。

（4）用药体会：本品对白念珠菌最为敏感，性价比较高，为敏感白念珠菌的首选治疗药物。但目前耐氟康唑的白念珠菌菌株呈增多趋势，个别报道达到 23%耐药，故还应以药敏结果为主。重危患者的经验性用药可能需要比氟康唑抗菌活性更强、抗菌谱更广的药物。

4. 伊曲康唑

为三唑类抗真菌药，药理作用同氟康唑。

（1）用药指征：抗菌谱包括白念珠菌、多数非白念珠菌属，但对光滑念珠菌和热带念珠菌对本品敏感性最低。对曲霉菌属、毛孢子菌属、地霉菌属、新型隐球菌属、皮肤癣菌和多数暗色孢科真菌如产色芽生菌属、组织胞质菌属、波伊德假霉样真菌和马尔尼非青霉菌属有效。另外，伊曲康唑不能抑制的主要真菌有接合菌纲（如根霉菌属、根毛霉菌属、毛霉菌属和犁头霉属）、镰刀菌属、足放线病菌属和帚霉菌属。

（2）用药方法：①注射液，第1，2日治疗方法为每次1个小时静脉滴注200 mg伊曲康唑。每日2次，第3日起，每日1次，每次1个小时静脉滴注200 mg伊曲康唑。静脉用药超过14日的安全性尚不清楚。②胶囊，治疗念珠菌病、组织胞浆菌病和曲霉菌病。成人常用剂量为每日200~400 mg，剂量超过200 mg宜分2次给药。但目前基本上仅限于浅表部位真菌感染或需要较长期维持序贯治疗的后期用药。③口服液，为达到最佳吸收，本品不应与食物同服。服药后至少1小时内不要进食。a. 预防真菌感染，每日5 mg/kg，分2次服用。在临床试验中，预防治疗开始于细胞抑制剂前和抑制手术一周前，治疗一直持续至中性粒细胞数恢复正常（即>1000/µl）；b. 对于伴有发热的中性粒细胞减少症患者，疑为系统性真菌病时的经验治疗。首先应给予伊曲康唑注射液进行治疗，推荐剂量为每次200 mg，每日2次。给药4次后，改为每次200 mg，每日1次。共使用14日。每剂的输液时间均应在1小时以上。然后使用伊曲康唑口服液每次200 mg（2量杯或20 mL），每日2次进行治疗，直至临床意义的中性粒细胞减少症消除。对非粒细胞减少念珠菌肺炎患者口服液适用于静脉滴注后的序贯治疗，疗程以肺部影像学渗出性病变吸收为准。对疑为系统性真菌病发热患者超过28日治疗的安全性和有效性尚未明确。对于念珠菌肺炎的预防来说，首选药物仍然是氟康唑。

（3）联合用药：①影响伊曲康唑代谢的药物，诱酶药物如利福平、利福布汀和苯妥英可明显降低伊曲康唑的口服生物利用度，而导致疗效降低。因此，本品不应与强效酶诱导药物合用。尚无有关其他酶诱导剂，如卡马西平、苯巴比妥和异烟肼的正式研究，但与其作用相似。②伊曲康唑会抑制由细胞色素3A酶代谢药物的代谢过程，这会导致药物作用的增加和（或）延长（包括不良反应）。停用伊曲康唑治疗后，伊曲康唑血浆浓度逐渐下降，其下降速度取决于用药量和用药时间（参见药动学项），当考虑伊曲康唑对同服药物的抑制作用时，应考虑此特点。③对蛋白结合的影响：体外研究表明，在血浆蛋白结合方面伊曲康唑与丙咪嗪、普萘洛尔、地西泮、西咪替丁、吲哚美辛、甲苯磺丁脲和磺胺二甲基嘧啶之间无相互作用。

（4）用药体会：伊曲康唑是真菌尤其曲霉菌经验治疗和诊断后治疗的首选药物。对敏感的曲霉菌和念珠菌疗效好、不良反应相对较弱，并有多种剂型供选择。尤以注射液+口服液的序贯治疗最为经典，疗效最好。目前，伊曲康唑针剂-口服液序贯疗法已经成为粒细胞缺乏及骨髓或实体器官移植患者真菌感染预防与治疗的首选药物，对于普通念珠菌肺炎患者多首选氟康唑，较重肺炎或者不能排除曲霉菌感染者或者可疑氟康唑耐药者首选伊曲康唑。该药虽脑脊液中浓度很低，但也有个例报道治疗脑曲霉菌病有效。

5. 伏立康唑

为三唑类抗真菌药，药理作用同氟康唑。

（1）用药指征：抗真菌谱包括念珠菌（对氟康唑耐药的克柔念珠菌、光滑念珠菌、白念珠菌耐药菌株也具抗菌活性）、新生隐球菌、曲霉菌、镰刀霉菌属和荚膜组织胞浆菌等致病真菌。还包括有足放线菌属，但对接合菌无活性。

（2）用药方法：本品在静脉滴注前先溶解成 10 mg/mL，再稀释至 2~5 mg/mL。本品不宜用于静脉推注。建议本品的静脉滴注速度最快不超过每小时 3 mg/kg，稀释后每瓶滴注时间须 1~2 小时以上。

成人用药：静脉滴注和口服的互换方法。无论是静脉滴注或口服给药，首次给药时第一日均应给予首次负荷剂量，以使其血药浓度在给药第 1 日即接近于稳态浓度。由于口服片剂的生物利用度很高（96%），所以在有临床指征时静脉滴注和口服两种给药途径可以互换。

（3）序贯疗法：静脉滴注和口服给药尚可以进行序贯治疗，此时口服给药无须给予负荷剂量，因此前静脉滴注给药已经使伏立康唑血药浓度达稳态。

（4）疗程：静脉用药疗程不宜超过 6 个月。

（5）注意事项：因伏立康唑视觉障碍常见，应监测视觉功能，包括视敏度、视力范围和色觉。

（6）联合用药：①伏立康唑禁止与利福平、卡马西平、苯巴比妥合用。后者可使伏立康唑药效降低。②伏立康唑禁止与特非那定、阿司咪唑、西沙必利、匹莫齐特、奎尼丁合用，因可引起尖端扭转性室速。③伏立康唑可使华法林药效增强。后者应减量。④伏立康唑可使苯二氮卓类药效增长。

（7）用药体会：该药多适用于免疫抑制患者的严重真菌感染、急性侵袭性曲霉菌病、有氟康唑耐药的念珠菌引起的侵袭性感染、镰刀霉菌引起的感染等。但其价格较昂贵，多作为二线用药。

6. 卡泊芬净

为棘白菌素的第一个上市品种。

（1）用药指征：卡泊芬净的抗真菌谱包括多种致病性曲霉菌属（如烟曲霉、黄曲霉、土曲霉和黑曲霉等）和念珠菌属（如白念珠菌、光滑念珠菌、克柔念珠菌、热带念珠菌等），但对新生隐球菌、镰刀霉菌属和毛霉菌属等无活性。

（2）用药方法：第1日静脉滴注70 mg，之后每日50 mg，输注时间不少于1小时。疗程依病情而定。一般为末次真菌培养阳性后至少14日。

（3）不良反应轻微：本品常见的不良反应为皮疹、皮肤潮红、瘙痒、热感、发热、面部水肿、支气管痉挛、静脉炎、恶心、呕吐等。也见呼吸困难、喘鸣、皮疹恶化等过敏反应的报道。也可见转氨酶升高、血清碱性磷酸酶升高、血钾降低、嗜酸粒细胞增多、尿蛋白升高、尿红细胞升高等。对症处理有效，停药可消失。严重肝功能异常者应避免用药。

（4）联合用药：①利福平可使本药血药谷浓度降低，合用时本品应加量至每日70 mg；②他克莫司与本品应用时应减量。

（5）用药经验：多用于侵袭性念珠菌病、侵袭性曲霉菌病治疗的二线用药。毒性反应小，但价格高。临床常用于两性霉素B及其脂质体不能耐受的重症念珠菌感染或伊曲康唑无效的肺曲霉菌病。

7. 5-氟胞嘧啶

为氟化嘧啶化合物。其为抑菌剂，高浓度时有杀菌作用。

（1）用药指征：适用于敏感念珠菌、隐球菌感染的治疗。本品治疗播散性真菌病通常与两性霉素B联合应用，因本品单独应用时易致真菌耐药性的发生。

（2）用药方法：口服或静脉注射，每日 100~150 mg/kg。口服分 4 次给药，静脉注射分 2~4 次给药。静脉滴注速度每分钟 4~10 mL。

（3）注意事项：肾功能不全者禁用。短期内真菌就会产生对本品的耐药，合用两性霉素 B 可延缓耐药性的产生。

（4）联合用药：①本品与两性霉素 B 具协同作用，但两性霉素 B 也可增强本品的毒性；②阿糖胞苷可抑制本品的活性。

（5）用药经验：本品治疗播散性真菌病通常与两性霉素 B 联合应用，因抗菌活性有限，目前较少用于念珠菌属的治疗。

（三）其他治疗

对某些严重神经肌肉疾病患者应减少吸入性肺炎发生的可能性，必要时建立人工气道。

三、病情观察

本病患者大多有基础疾病，诊断本病者，主要观察患者治疗后咳嗽、咳痰、胸闷、气急等症状是否缓解，肺部湿啰音是否消失，胸部 X 线片上的病变是否吸收，并注意适时根据患者的临床变化，调整治疗用药。

四、病历记录

（一）门急诊病历

记录患者起病的急缓、发热的程度及时间，有无咳嗽、胸痛和咯血等表现；既往史记录有无基础疾病史，如有，记录过去的诊断和治疗情况；体检注意记录肺部湿啰音等阳性体征及基础疾病的表现；辅助检查记录外周血常规、痰培养或涂片、胸部 X 线片等检查结果。

（二）住院病历

记录患者本次入院后的诊治经过，着重记录反映治疗后的症状和体征的变化，如有严重基础疾病的，病变进展快，治疗效果不佳时应及时与家属沟通，所用的抗真菌药物有一定的毒性反应，均必须记录患者的知情同意。

五、注意事项

（一）医患沟通

诊断本病的，应如实告知患者和家属肺念珠菌病的感染的特点、诊断方法、治疗药物，尤其是抗真菌药物治疗的重要性、不良反应，以使患者及家属理解，取得患者的配合、支持。

（二）经验指导

（1）基础疾病的治疗，去除诱因。如减少广谱抗生素的应用，减少糖皮质激素和免疫抑制剂的使用，控制血糖。加强营养支持治疗。必要时可应用丙种球蛋白、新鲜血浆等提高机体免疫力。

（2）合理的选用抗真菌药物。

①预防用药：指在真菌感染高危的患者中，预防性应用抗真菌药物。适用于接受高强度免疫抑制治疗的骨髓移植、肿瘤化疗出现粒细胞减少等患者；对于支气管-肺部感染的患者有上述真菌感染危险因素，经规范有力抗生素治疗超过14日无效或好转后再出现新病灶、留置静脉导管、静脉高营养、从2个以上的无菌部位分离到念珠菌、腹部手术或重度肺感染不能除外真菌病时，可以考虑预防性抗真菌干预。首选药物为伊曲康唑口服液、氟康唑口服或静脉注射。对于骨髓或实体器官移植患者疗程2~4周为宜，其他情况视临床感染征象及相应病原微生物检测结果综合评估。

②经验治疗：指免疫缺陷、长期应用广谱抗生素或糖皮质激素后出现的不明原因发热，广谱抗生素治疗7日无效或起初有效但3~7日后再出现发热，或临床上呈现真菌性肺感染的迹象，如肺内渗出性病变经抗生素治疗不改善，好转后再现新病变、化脓性痰液减少，但气道阻塞症状无好转且痰液黏稠，肺部影像学呈

现了真菌特征性改变，如炎性实变内有空洞样改变等。此时，应在积极寻找病因的同时，经验应用抗真菌治疗。首选药物仍为伊曲康唑和氟康唑，一般静脉输注给药。疗程需结合临床综合判断。

③临床诊断患者的治疗：应参照病原学报告、药物敏感情况，结合临床选药，并均应足量、足疗程应用抗真菌治疗。两性霉素 B、伊曲康唑、氟康唑均为一线药物，但两性霉素 B 肾功能损害及寒战高热等不良反应较多应慎重应用。氟康唑则主要对白念珠菌有效，对光滑念珠菌活性降低，对克柔念珠菌无活性，如不能排除非白念珠菌致病及氟康唑耐药可能，应选择其他抗真菌药。如伊曲康唑则几乎覆盖整个念珠菌属，且不良反应相对较少。其他也可考虑应用伏立康唑、卡泊芬净。

④确诊后的治疗：应根据念珠菌种类、药物敏感情况及病情酌情选择，并均应足量、足疗程应用抗真菌治疗。可选药物有伊曲康唑、氟康唑、两性霉素 B、两性霉素 B 脂质体等，必要时选用伏立康唑、卡泊芬净等，甚至联合治疗。

第二节　肺曲菌病

肺曲菌病致病菌主要为烟曲菌，少数为黄曲菌、土曲菌、黑曲菌、棒状曲菌、构巢曲菌及花斑曲菌等。我国从 1949 年到 1988 年底陆续报告的呼吸道曲菌感染有 300 多例，然而 1972 年以前的总数仅 47 例。肺部曲菌病绝大多数为继发感染，原发者极为罕见。临床上一般将本病分为变态反应性支气管肺曲菌病、肺曲菌球和急性侵袭性肺曲菌病（IPA）等三种类型。

一、诊断

（一）症状与体征

1. 变态反应性支气管肺曲菌病

（1）典型表现：急性期主要症状有喘息（96%）、咯血（85%）、黏脓痰

（80%）、发热（68%）、胸痛（55%）和咳出棕色痰栓（54%）。其中，咯血绝大多数为血痰，但有4%患者咯血量偏大。急性期症状持续时间较长，往往需要激素治疗半年才能消退，少数病例演变为激素依赖性哮喘期。由于对急性发作期界定不一，其发生频率报道不一。在变态反应性支气管肺曲菌病虽然哮喘症状较轻，但有近半数患者需要长期局部吸入或全身应用激素。

（2）不典型表现：偶见变态反应性支气管肺曲菌病与曲菌球同时存在。变态反应性支气管肺曲菌病在极少数也可以出现肺外播散，如出现脑侵犯、脑脊液淋巴细胞增多、胸腔积液等。

2. 肺曲菌球

肺曲菌球的最常见症状是咯血，发生率在50%～90%，咯血量亦多变化，从很少量到大量致死性咯血不等。咯血原因有几种假设，如随呼吸运动曲菌球对血管的机械性摩擦与损伤、曲菌内毒素所致溶血作用与抗凝作用。空洞壁血管的局部性侵蚀可能也是一种参与因素。其他常见症状有慢性咳嗽。偶有体重减轻。除非并发细菌性感染，患者一般无发热。毗邻胸膜的曲菌球可以引起胸膜腔感染，个别病例可导致支气管胸膜瘘。部分患者呈现隐匿性过程，持续多年无症状，但绝大多数最终出现症状。

3. 急性侵袭性肺曲菌病

典型病例为粒细胞缺乏或接受广谱抗生素、免疫抑制剂和激素过程中出现不能解释的发热，胸部症状以干咳、胸痛最常见。咯血虽不若前两种症状常见，但十分重要，具有提示性诊断价值。当肺内病变广泛时则出现气急、甚至呼吸衰竭。此外，尚可出现胃肠出血及各种中枢神经系统症状。

（二）辅助检查

1. 微生物检查

（1）痰液或支气管肺泡灌洗液培养连续两次以上为同一曲霉菌阳性有意义，尤以肺泡灌洗液意义更大。合并有真菌血症时血培养真菌阳性，但很少能从血液中分离出曲霉菌。真菌培养不仅可以明确真菌类型,体外药敏试验还可帮助选择敏感抗真菌药物。

(2)痰液或支气管肺泡灌洗液直接镜检或细胞学检查见到分隔菌丝,其上有特征性的二分叉结构最有意义。患者就诊初期先行痰涂片检查,方便快捷,当日可出结果,有助于该病早期诊断。但因空气中常有曲霉菌存在,故应谨慎对待痰涂片结果。一般认为:免疫功能正常者痰中分离出曲霉菌通常代表定植,而高危患者痰曲霉菌阳性可以预测感染。例如粒细胞缺乏症患者痰曲霉菌阳性 80%~90%可能为侵袭性曲霉肺炎。

2. 血清学检查

主要有曲霉沉淀素试验等。

3. 曲霉菌素皮肤试验

用曲霉抗原做皮肤试验有助于过敏性曲霉菌病的诊断。肺曲菌球、过敏性曲霉菌病患者皮试常为阳性。但严重患者可因免疫受损而出现假阴性。

4. 组织病理学检查

通过针吸或活检肺组织标本 HE 染色、PAS 染色发现曲霉菌是诊断的金标准。高度怀疑曲霉菌感染但又缺乏微生物学证据时,在患者能耐受该项检查的情况下可采取。

5. 影像学检查

胸部 X 线片以两肺中下野多见,表现为弥漫的、密度不均匀的、大小不等的斑片影,病灶可融合形成团块影,部分实变区域内可出现空腔,且进展较快。肺CT 除以上改变外,后期还可见光晕征、新月形空气征等。这些特征性影像学改变是判断真菌肺炎的重要手段,不仅有助于该病早期诊断,还可用来评价抗真菌治疗的有效性。

6. 其他实验室检查

血白细胞升高或降低,中性粒细胞减少 $< 0.5 \times 10^9/L$,并可有肝肾功能的损害。

（三）诊断要点

1. 确诊曲霉菌肺炎

通过针吸或活检肺组织标本用组织化学或细胞化学方法检获菌丝或球形体可确诊；或通常无菌而临床表现或放射学检查支持存在感染的部位，在无菌术下取得的标本，其培养结果呈阳性。

2. 临床诊断曲霉菌肺炎

至少符合一项宿主因素，且肺感染部位符合一项主要（或两项次要）临床标准，一项微生物学因素。

3. 拟诊曲霉菌肺炎

至少符合一项宿主因素，一项微生物学因素，或肺感染部位符合一项主要（或两项次要）临床标准。

4. 宿主因素

（1）外周血中性粒细胞减少，中性粒细胞计数 < 0.5×10^9/L，且持续 > 10 日。

（2）体温 > 38 ℃或 < 36 ℃，并伴有以下情况之一：之前 60 日内出现过持续的中性粒细胞减少（> 10 日）；之前 30 日内曾接受或正在接受免疫抑制药治疗；有侵袭性真菌感染病史；患有艾滋病；存在移植物抗宿主病的症状和体征；持续应用类固醇激素 3 周以上；有慢性基础疾病，或外伤、手术后长期住 ICU，长期使用机械通气，体内留置导管，全胃肠外营养和长期使用广谱抗生素治疗等。

5. 主要特征

侵袭性肺曲霉感染的胸部 X 线和 CT 影像学特征为早期出现胸膜下密度增高的结节实变影，数日后病灶周围可出现晕轮征，10~15 日后肺实变区液化、坏死，出现空腔阴影或新月征。

6. 次要特征

①肺部感染的症状和体征；②影像学出现新的肺部浸润影；③持续发热 96 小时，经积极的抗菌治疗无效。

7. 微生物学检查

①合格痰液经直接镜检发现曲霉属菌丝，真菌培养 2 次阳性；②支气管肺泡灌洗液直接镜检发现菌丝，真菌培养阳性；③血液标本曲霉菌半乳甘露聚糖抗原（GM）（ELISA）检测连续 2 次阳性；④血液标本真菌细胞壁成分 1，3-β-D 葡聚糖抗原（G 试验）连续 2 次阳性。

（四）鉴别诊断

1. 变态反应性支气管肺曲菌病

需要与其他原因的支气管哮喘、肺不张、过敏性肺炎、肺结核和细菌性肺炎相鉴别。血清曲菌特异性 IgE 和 IgG 增高、肺浸润灶伴中央性支气管扩张以及下呼吸道防污染标本分离到曲菌是诊断变态反应性支气管肺曲菌病的最有力支持，确诊尚需组织学证据。

2. 肺曲菌球

影像学显示典型的新月征具有诊断意义，偶尔其他真菌球可以有同样征象，则需要借助微生物学资料以资鉴别。倘若真菌球过大，充盈整个空腔而不能显示新月征，或球体过小则可能造成诊断困难，需要与肺肿瘤、各种原因的肺结节灶相鉴别，主要有赖于病原（因）学的诊断证据。

3. 急性侵袭性肺曲菌病

应与其他病原微生物的肺炎、肺栓塞、基础疾病（如白血病）肺部病变以及药物性肺部疾病相鉴别。影像学技术缺乏鉴别诊断价值，病理组织学上发现曲菌和培养分离到曲菌当可确诊。但是在此类患者侵袭诊断技术采集组织学标本极其困难，合格痰标本培养到曲菌仍有重要参考价值。

二、治疗

（一）基础疾病的治疗

去除诱因。如减少广谱抗生素的应用，减少糖皮质激素和免疫抑制药的使用，控制血糖。

（二）加强营养支持治疗

必要时可应用丙种球蛋白、新鲜血浆等迅速提高机体免疫。

（三）合理的选用抗真菌药物

分为以下 4 个阶段。

（1）预防治疗

指在真菌感染高危的患者中，预先使用抗真菌治疗。如接受高强度免疫抑制治疗的骨髓移植患者，肿瘤化疗出现粒细胞减少的患者等。首选药物为伊曲康唑口服液。疗程 2~4 周为宜。

（2）经验治疗

指免疫缺陷、长期应用广谱抗生素或糖皮质激素后出现的不明原因发热、广谱抗生素治疗 7 日无效或起初有效但 3~7 日后再出现发热，在寻找病因的同时，可应用抗真菌治疗。近几年曲霉菌感染的发生率明显上升，而白念珠菌的感染则有所下降，曲霉菌对伊曲康唑敏感而对氟康唑耐药，故首选药物仍为伊曲康唑。

（3）临床诊断患者的治疗

应根据药敏情况及病情酌情选择，并均应足量、足疗程应用抗曲霉菌治疗。两性霉素 B、伊曲康唑均为一线药物，但两性霉素 B 有肾功能损害及寒战高热等不良反应，故较少应用。氟康唑则主要对白念珠菌有效，因此，对临床诊断为肺曲霉菌病者不再选用氟康唑。伊曲康唑则几乎覆盖整个念珠菌属及曲霉菌属，且毒性反应相对较少。其他也可考虑应用伏立康唑、卡泊芬净，但主要定位为伊曲康唑无效时选用的二线药物。

（4）确诊后的治疗

可选药物有伊曲康唑、两性霉素 B、两性霉素 B 脂质体等。均应足量、足疗程应用抗真菌治疗。

①变应性支气管肺曲霉病的治疗：目前倾向于将变应性支气管肺曲霉病排除在侵袭性肺曲菌病的范畴，认为其发病与曲霉菌吸入有关，但不属于曲霉菌大量繁殖侵害组织引起的感染性疾病，而是机体对曲霉菌的过敏反应。治疗包括：脱离过敏原，轻症患者无须治疗；急性加重期的患者可应用激素治疗（静脉激素+吸入激素），并同时应用支气管扩张药物如氨茶碱、万托林等。有报道两性霉素 B 雾化吸入治疗有一定疗效。慢性期的患者则不适合激素治疗，而应以包括抗真菌感染在内的综合治疗。

②肺曲菌球的治疗：通常肺曲菌球并不直接损害肺组织，也不与肺循环相交通。虽然咯血是常见症状，但抗真菌治疗无理论依据，通常也无效。如发生大量或反复的咯血则应行手术治疗。通常需切除病变肺叶以确保根治。如患者既有较多量咯血又不耐受肺叶切除，可以采用病变肺叶萎陷疗法。

③急性侵袭性肺曲菌病：有很多种联用方案。如两性霉素 B 联用氟胞嘧啶或利福平、两性霉素 B 联用伊曲康唑等，但均以两性霉素 B 为标准治疗方案。不能耐受两性霉素 B 毒性反应的患者可选用伊曲康唑或两性霉素 B 脂质体。但价位均较高。

④慢性坏死性肺曲霉病治疗：如药物治疗效果差可根据患者耐受情况及病变范围酌情行手术切除坏死病灶及病变周围组织。

三、病情观察

诊断本病者，主要观察患者治疗后咳嗽、咳痰、胸闷、气急、喘息、咯血、黏脓痰、发热、胸痛和咳出棕色痰栓等症状是否缓解，胸部 X 线片上的病变是否吸收，并注意适时根据患者的临床变化，调整治疗用药。

四、病历记录

（一）门急诊病历

记录患者起病的急缓、发热的程度及时间，有无咳嗽、胸闷、气急、咳黏脓痰和咯血等表现；既往史记录有无基础疾病史，如有，记录过去的诊断和治疗情况；体检注意记录肺部等阳性体征及基础疾病的表现；辅助检查记录外周血常规、痰培养或涂片、胸部 X 线片等检查结果。

（二）住院病历

记录患者本次入院后的诊治经过，着重记录反映治疗后的症状和体征的变化，如有严重基础疾病的，病变进展快，治疗效果不佳时应及时与家属沟通，所用的抗真菌药物有一定的毒性反应，均必须记录患者的知情同意。

五、注意事项

（一）医患沟通

应如实告知患者和家属肺曲菌病感染的特点、诊断方法、治疗药物，尤其是抗真菌药物治疗的重要性、不良反应，以使患者及家属理解，取得患者的配合、支持。

（二）经验指导

（1）变态反应性支气管肺曲菌病和肺曲菌球有比较典型的临床症状和影像学特征，诊断相对容易，但是误诊或漏诊仍不在少数，其原因在大致如下。①临床医师对此两型肺曲菌病从无经验，缺少感性认识。②表现不典型。因此凡遇原因不明的咯血，特别是反复发作且咯血量较多，即使通常影像学上未见到病灶，亦应将曲菌病例为鉴别诊断的重要疾病之一。当高分辨率 CT 或许为"微小"肺曲菌球的发现提供了有用的手段。所以此两型肺曲菌病虽然总体上有比较典型的症状和影像学征象，但也可以不典型，这就需拓宽临床思路。

（2）应用激素治疗可以缓解和消除急性加重期症状，并可预防永久性损害如支气管扩张、不可逆性气道阻塞和肺纤维化的发生。其他治疗如吸入抗真菌药物包括两性霉素 B，有助于急性症状消退，但仍常有反复发作。

（3）肺曲菌球的治疗应当个体化。无症状或症状轻微者可进行医学观察。有症状、但不适宜手术或拒绝手术者可试用药物治疗。现有抗真菌药物中仅有两性霉素 B 和伊曲康唑有效。前者亦有学者推荐采用空洞内注射疗法。手术切除是唯一根治治疗，适用于反复咯血或存在影响预后的危险因素时。

（4）急性侵袭性肺曲菌病治疗首选两性霉素 B，成人推荐剂量每日 0.6 mg/kg，2~3 日逐步增加剂量，直至每日 1.0 mg/kg。疗程未确定。累积剂量最高可达 4 000 mg。氟胞嘧啶对曲菌的抗菌活性通常较低，但与两性霉素 B 有协同作用，在重症感染患者可以联合使用。伊曲康唑对曲菌有良好的抗菌活性，已有成功治疗肺曲菌病的报道。急性肺曲菌球有时会破溃造成严重的系统性播散。

第三节　肺隐球菌病

肺隐球菌病（pulmonary cryptococcosis）为新型隐球菌感染引起的亚急性或慢性内脏真菌病。主要侵犯肺和中枢神经系统，但也可以侵犯骨骼、皮肤、黏膜和其他脏器。新型隐球菌按血清学分类分为 A、B、C、D、AD 五型，我国以 A 型最为常见。

一、诊断

（一）症状与体征

1. 症状

肺隐球菌病多无症状，1/3 病例无症状而自愈。部分患者可以有发热、咳嗽，以干咳为主或有少量痰液。常有难以言其状的胸痛和轻度气急。其他症状包括少量咯血、盗汗、乏力和体重减轻。由于患者免疫状态的不同，可形成两种极端：其一是无症状患者，系 X 线检查而被发现，见于免疫机制健全者，组织学上表现为肉芽肿病变；其二是重症患者，有显著气急和低氧血症，并常伴有某些基础疾病和免疫抑制状态，X 线显示弥漫性间质性病变，组织学仅见少数炎症细胞，但有大量病原菌可见。

2. 体征

肺隐球菌病的体征取决于病灶的范围和性质。通常很少阳性体征。当病变呈大片实变、空洞形成或合并胸腔积液时则有相应体征。体格检查多有实变体征和湿啰音。并发脑膜炎，症状明显而严重，有头痛、呕吐、大汗、视力障碍、精神症状，出现脑膜刺激征。

（二）辅助检查

1. 微生物检查

（1）直接镜检

痰液或支气管肺泡灌洗液直接行墨汁染色或黏卡染色可见菌体，临床现以墨汁染色多用。连续两次以上阳性有意义。因本病常可同时累及中枢神经系统，故脑脊液镜检也可发现隐球菌，通常只要在脑脊液中发现隐球菌即可诊断隐球菌性脑部感染。

（2）痰培养

痰液或支气管肺泡灌洗液培养连续两次以上阳性有意义。

（3）抗原检查

乳胶凝集试验检测新型隐球菌荚膜多糖抗原，可简便快速有效诊断。血液、胸液标本隐球菌抗原阳性均可诊断。

2. 影像学检查

可见为纤维条索影、结节影、片状影、空洞或团块影，表现变化多端。需与肿瘤、结核相鉴别。

3. 组织病理学检查

肿大淋巴结等部位的组织活检可明确诊断。

（三）诊断要点

1. 确诊

（1）胸部 X 线异常。

（2）组织病理学特殊染色见到隐球菌，并经培养鉴定，或脑脊液（及其他无菌体液）培养分离到新生隐球菌。

2. 拟诊

（1）胸部 X 线异常符合隐球菌肺炎的通常改变。

（2）痰培养分离到隐球菌或肺外体液/组织抗原检测阳性，或特殊染色显示隐球菌典型形态特征。

肺隐球菌病的诊断有赖于临床的警惕和组织病理学联合微生物的确诊证据。在伴有神经症状的患者脑脊液标本传统的墨汁涂片镜检有很高的诊断价值，如果培养分离到隐球菌即可确诊。有人提倡腰穿脑脊液检查作为肺隐球菌病的常规检查，其诊断敏感性尚无确切资料。相反，如果隐球菌脑膜炎患者肺部同时出现病灶，自然首先要考虑肺隐球菌病，但如果肺部病变出现在治疗过程中，尚需考虑其他病原体的医源获得性肺炎。活检组织和无菌体液培养到隐球菌是确诊的最重要证据。痰或非防污染下呼吸道标本分离到隐球菌，结合临床仍有很重要诊断意义，尽管本菌可以在上呼吸道作为定植菌存在，但较念珠菌明显为少，也就是说痰培养隐球菌阳性其意义显著高于念珠菌阳性。

（四）鉴别诊断

肺隐球菌病发病比较隐匿，痰找隐球菌阳性率低，肺部影像学无特征性改变，易与肺癌、肺转移性肿瘤、肺结核及韦格肉芽肿等疾病相混淆，尤其是孤立性肿块与肺癌不易鉴别。故对可疑患者，纤维光束支气管镜、经皮肺穿刺活检等有创检查乃至开胸手术对于肺隐球菌病诊断的确立具有重要价值。

二、治疗

（一）一般治疗

去除易感诱因。能进食者鼓励患者进食高蛋白、高营养的食物、增强抵抗力，必要时可应用丙种球蛋白、新鲜血浆等。

（二）药物治疗

1. 两性霉素 B

是多烯类抗真菌药物，静脉给药每日 0.5 mg/kg，多次给药后血药峰浓度为 0.5~2 mg/L，血浆半衰期为成人 24 小时。

（1）用药指征：适用于新型隐球菌的各个血清型的治疗。

（2）用药方法：可静脉给药，也可鞘内给药。

①静脉给药：开始静脉滴注时先试以 1~5 mg 或按体重每次 0.02~0.1 mg/kg 给药，后根据患者耐受情况每日或隔日增加 5 mg，增加至每次 0.6~0.7 mg/kg 时即可，成人每日最高剂量不超过 1 mg/kg，每日给药 1 次，累积总量 1.5~3.0 g 或以上，疗程 2~3 个月，也可更长，视病情而定。

②鞘内给药：仅用于伴有中枢神经系统隐球菌感染者。首次 0.05~0.1 mg，以后逐渐增至每次 0.5 mg，最多 1 次不超过 1 mg，每周给药 2~3 次，总量 15 mg 左右。鞘内给药时宜与小剂量地塞米松或琥珀酸氢考同时应用，并须用脑脊液反复稀释药液后逐渐注入。

（3）不良反应及预防措施：神经及骨骼肌肉系统，可有头痛、全身骨骼肌肉酸疼，鞘内注射严重者可发生下肢截瘫。故需用脑脊液反复稀释药液后逐渐注入，并同时应用少量激素。

（4）联合用药：对于免疫功能异常的严重的肺隐球菌病，可两性霉素 B 联用氟胞嘧啶疗效更好，但毒性反应也有所增加。

（5）用药体会：两性霉素 B 是肺隐球菌病治疗的常用药物，但多于严重的肺隐球菌病是联合氟胞嘧啶使用。多途径给药可明显改善疗效，特别是合并新型隐球菌脑膜炎者。另外，疗程必须足够长，以便彻底清除颅内感染菌。

2. 氟胞嘧啶

为氟化嘧啶化合物，水溶性，可通过血-脑屏障。

（1）用药指征：适用于新型隐球菌的各个血清型的治疗。尤其合并隐球菌脑膜炎的治疗。

（2）用药方法：口服或静脉滴注每日 100~150 mg/kg，口服分 4 次给药；静脉滴注分 2~4 次给药。静脉滴注速度为每分钟 4~10 mL。多与两性霉素 B 联用。

（3）注意事项与联合用药：因短期内真菌就会产生对本品的耐药，故合用两性霉素 B 可延缓耐药性的产生。但两者合用毒不良反应也有所增加。

（4）用药体会：本品联合两性霉素 B 是治疗新型隐球菌肺炎及脑膜炎的经典方案，疗效肯定，但应注意其不良反应也有所增加。

3. 氟康唑

是三唑类抗真菌药。口服生物利用度高，空腹口服 400 mg 后 0.5~1.5 小时平均血药峰浓度为 6.7 mg/L，血浆清除半衰期接近 30 小时。氟康唑能够很好地进入人体的各种体液，包括脑脊液（约达到血药浓度的 70%），而唾液和痰液中的浓度与血浆浓度近似。

（1）用药指征：适用于新型隐球菌的各个血清型的治疗。尤其早期轻症患者的治疗。

（2）用药方法：首剂静脉给药 400 mg，以后可用每日 200~400 mg 静脉注入，直至脑脊液或痰液转阴后继续 200~400 mg 口服，维持 3~12 个月。

（3）用药体会：本品目前仅适用于肺隐球菌病轻症患者治疗和重症患者后续的维持治疗。

4. 伊曲康唑

为三唑类抗真菌药。脂溶性，不易通过血-脑屏障，因而脑脊液中浓度很低。

理论上不能用于中枢神经感染。但对局限于肺内的隐球菌有效。

（1）用药指征：适用于新型隐球菌的各个血清型肺隐球菌病的治疗。

（2）用药方法：注射液，第1、2日每日2次，每次1个小时静脉滴注200 mg伊曲康唑；第3日起，每日1次，每次1个小时静脉滴注200 mg伊曲康唑。

（3）联合用药：在该病治疗初期，多联合应用两性霉素B与氟胞嘧啶或三唑类抗真菌药，以使病情尽快控制。疗程8~12周，后可口服伊曲康唑维持治疗3~4个月，以防复发。有复发倾向者再加用口服伊曲康唑3~5个月或更长。

（4）用药体会：治疗肺隐球菌病效果较好，但对于合并有隐球菌脑膜炎时认为无效，但也有报道本品治疗真菌脑膜炎有效的个例。

（三）其他治疗

早期局限性肺部肉芽肿或空洞，采用抗真菌药物治疗效果不佳时，有必要手术切除。

三、病情观察

本病患者大多有基础疾病，长期使用抗生素和糖皮质激素，诊断本病者，主要观察患者治疗后咳嗽、咳痰、胸闷、气急、咯血、盗汗、乏力等症状是否缓解，肺部湿啰音是否消失，胸部X线片上的病变是否吸收，并注意适时根据患者的临床变化，调整治疗用药。

四、病历记录

（一）门急诊病历

记录患者发热的程度及时间，有无盗汗、乏力、咳嗽、胸痛和咯血等表现；体检注意记录肺部湿啰音等阳性体征及基础疾病的表现；辅助检查记录外周血常规、痰培养或涂片、胸部X线片等检查结果。

（二）住院病历

记录患者本次入院后的诊治经过，着重记录反映治疗后的症状和体征的变化，如有严重基础疾病的，病变进展快，治疗效果不佳时应及时与家属沟通，所用的抗真菌药物有一定的毒性反应，均必须记录患者的知情同意情况。

五、注意事项

（一）医患沟通

诊断本病的，应如实告诉患者和家属肺隐球菌病的感染特点、诊断方法、治疗药物，尤其是抗真菌药物治疗的重要性、不良反应。以使患者及家属理解，取得患者的配合、支持。

（二）经验指导

（1）抗隐球菌用药常规：美国感染病学会（IDSA）的肺隐球菌病的治疗指南建议分程度治疗。①对于免疫功能正常的肺隐球菌病患者：a. 无症状，但肺组织隐球菌培养阳性，可不用药，密切观察；或氟康唑每日 200～400 mg，3～6个月；b. 症状轻到中度，痰培养阳性，氟康唑每日 200～400 mg，6～12 个月；或伊曲康唑每日 200～400mg，6～12 个月；若不能口服，可予以两性霉素 B 每日0.5～l.0 mg/kg。②对于免疫功能异常的严重的肺隐球菌病治疗方法：两性霉素B 每日 0.7～1.0 mg/kg，联用氟胞嘧啶每日 100 mg/kg，应用 2 周；然后再用氟康唑每日 400 mg，疗程至少 10 周。

（2）首选必须就有无播散和机体免疫状态进行评估。前者包括血液、脑脊液和男性按摩前列腺后的尿液做抗原检测及培养，后者重点是细胞免疫特别是 T 细胞亚群测定。宿主免疫机制健全、无播散证据的肺隐球菌病有自发消退倾向，不必立即治疗。若在随访中病变扩大、有明显临床症状，再给予治疗。播散性肺隐球菌病或虽然病变局限于肺部，但宿主免疫抑制低下，则需要立即治疗。药物选择推荐两性霉素 B 联合氟胞嘧啶，两者有协同作用。确切疗程尚未肯定，通常 3~6 周，亦有主张 2~3 个月或更长。咪唑类抗真菌药已成功用于隐球菌感染的治疗。氟康唑水溶性高，蛋白结合率低，半衰期长，脑脊液药物浓度可达到血药浓度的 50%~60%。在并发脑膜炎患者氟康唑首剂 400 mg，然后每日 200~400 mg，疗程 2~3 个月，亦有主张长至 6 个月。初期静脉给药，病情改善后可改口服给药维持。在 HIV/AIDS 并发原发性肺隐球菌病患者给予低剂量氟康唑（每日 200 mg）长程口服治疗有效，并可阻止其播散。疗程通常 3 个月。伊曲康唑亦具有抗隐球菌活性，但临床应用经验尚少。不论何种治疗，其疗程结束后仍需继续随访，每 3 个月随访 1 次，至少随访 1 年。

第四章 间质性肺病

第一节 特发性肺纤维化

特发性肺（间质）纤维化是一种原因不明的、进行性的、以两肺间质纤维化伴蜂窝状改变为特征的疾病。近年来关于 IPF 的界定较过去更严格，它属于特发性间质性肺炎中的一种特殊类型，病理上呈现寻常型间质性肺炎的组织学征象，肺功能测试显示限制性通气损害和（或）换气障碍，HRCT 扫描可见周围性分布、而以两肺底更显著的粗大网织样改变伴蜂窝肺形成。20 余年来其发病率增加，治疗不理想，生存期中位数 2.9 年，5 年生存率<50%，几与恶性肿瘤无异。因而本病目前备受关注，基础研究已有一定进展，新的治疗药物或治疗方案也在积极探索中。

一、诊断

（一）症状与体征

1. 症状

（1）呼吸困难：劳力性呼吸困难并进行性加重，呼吸浅速，可有鼻翼扇动和辅助肌参与呼吸，但大多没有端坐呼吸，也没有喘息。

（2）咳嗽、咳痰：早期无咳嗽，以后可有令人烦恼的干咳或咳少量黏液痰。继发感染时出现黏液脓性痰或脓痰。偶见血痰。

（3）全身症状：可有消瘦、乏力、食欲缺乏、关节酸痛等，一般比较少见。

2. 体征

（1）呼吸困难和发绀。

（2）胸廓扩张和膈肌活动度降低。

（3）两肺中下部 Velcro 音，具有一定特征性。

（4）杵状指（趾）。

（5）终末期呼吸衰竭和右心衰竭相应征象。

IPF 的慢性病程中有时出现急性加重，可以发生于病程各个阶段，原因不清楚。症状有发热、咳嗽加剧等，颇似流感样表现，但不能肯定任何微生物学病因。HRCT 可见周围性多灶性或弥漫性斑片状阴影，与剖胸肺活检病理上成纤维细胞灶或急性弥漫性肺泡损害相符合。虽然对激素可以有良好反应，但大多数患者在 3 个月内死亡。

（二）辅助检查

1. 胸部 X 线

表现为弥漫性、网状及结节状浸润影，常常是双侧病变，病变首先出现在双肺基底部并逐渐向中上肺野扩展，在肺的周边部和胸膜下区明显。随着疾病的进展，肺容积收缩。

2. 常规 CT 与高分辨率 CT（HRCT）诊断

IPF 中比胸部 X 线有较大的优势，HRCT 可进行 1~2 mm 的薄层扫描，对诊断 IPF 有更高的敏感性和特异性；HRCT 能更细致地显示肺实质形态结构的变化，与病变有良好相关性和重复性；HRCT 可早期诊断 IPF。通常表现为片状的、周边网状的、粗细不同的线条状阴影交叉而成。可有局灶性磨玻璃样阴影、蜂窝样囊肿、支气管壁和血管壁增厚及不规则，在病变严重区域可见支气管扩张、细支气管扩张和蜂窝样囊肿。

3. 肺功能检查

IPF 的典型肺功能改变为限制性通气功能障碍，肺总量（TLC）、功能残气量

（FRC）和残气量（RV）在所有 IPF 患者的病程进展中都会下降。压力-容积曲线常右移，表明肺组织僵硬、顺应性差。若压力-容积曲线提示在潮气量减少的基础上呼气流速正常或增大，应怀疑 IPF。早期或合并慢性阻塞性肺疾病时肺容积可能正常。当病情进展时肺顺应性下降，肺容积减少。一氧化碳弥散量（DLCO）是最敏感的基础肺功能参数，在肺容积正常时 DLCO 即可降低，可早期发现 IPF 患者。

（1）限制性通气功能障碍：IPF 患者肺组织变应失去弹性，但气道仍通畅，表现为肺活量（VC）、肺总量（TLC）减少、功能残气量（FRC）和残气量随病情发展而降低。呼出气流不受影响，结果第 1 秒时间肺活量/用力肺活量（FEV_1/FVC）之比值正常或增加。流速容量曲线（MEFV）的最大峰值 V_{50}/V_{25} 均增加。

（2）一氧化碳弥散量（DLCO）：是静息肺功能最敏感的测量方法，在肺容量尚无变化的情况下即可降低，DLCO 间接反映肺泡壁与毛细血管之间的破坏情况，肺组织的破坏程度与 DLCO 密切相关，IPF 患者的肺泡结构及毛细血管破坏和丧失，使弥散面积减少，弥散量可降至正常值的 1/5~1/2。

（3）通气/血流比例：IPF 病程早期在静息状态下测定血液气体分析可表现为正常或仅有轻度低氧血症和呼吸性碱血症，静息时低氧血症的主要原因为通气/血流比例失调。

（4）运动肺功能：气体的交换异常，低氧血症或肺泡-动脉血氧分压差 [P(A-a)O_2] 加大是 IPF 患者的重要标志，静息时 IPF 患者的 P(A-a)O_2 一般增加>85%，运动时恶化，运动时 P(A-a)O_2 的变化与组织病理学相吻合的程度优于肺容量与 DLco。运动肺功能可部分弥补普通肺功能的不足，当患者有呼吸困难而胸部 X 线和普通肺功能不能确诊为 IPF 时，可做运动肺功能来帮助诊断或排除。氧气从肺泡弥散到毛细血管的时间为红细胞通过肺泡毛细血管所需时间的 1/3。IPF 患者在静息情况下氧气的弥散过程仍然能在大部分红细胞离开肺泡毛细血管前完成。运动后血流加快，红细胞来不及接受肺泡内的氧气即离开交换场所，结果使 P(A-a)O_2 进一步拉大。运动时呼吸次数增加，每分通气量增加，PaO_2、SaO_2 下降，$PaCO_2$ 上升。

（5）支气管肺泡灌洗：67%~90%的 IPF 患者支气管肺泡灌洗液（BALF）检查可见中性粒细胞或嗜酸粒细胞增高（或两者均增高），嗜酸粒细胞增高的患者，激素药物治疗的效果不如细胞毒性药物，预后较差；不足 15% 的 IPF 患者 BALF 中淋巴细胞增高，肺活检显示较多的细胞，这类患者较少发生蜂窝肺，对激素治疗反应好，预后较好。中性粒细胞增多，说明纤维性病变的可能性大，如 IPF、结缔组织疾病引起的肺纤维化、石棉肺、纤维化结节病。

BALF 还可为一些特殊疾病的诊断提供依据，如恶性肿瘤、感染、嗜酸粒细胞性肺炎、肺组织细胞增生症、尘肺等。此外，炎症细胞类型对缩小纤维化性间质性肺炎的诊断范围有一定帮助，但不能肯定 IPF 的诊断。

（6）肺活检：开胸或经胸腔镜肺活检被认为是诊断 IPF 的金标准，它可排除其他已知病因的肺疾病。如果要取得肺部有代表性的标本，应至少在两个不同的部位取材活检，一般应避免在最严重的病变区域取标本，取材应在中度受累和未受累的区域。在同侧肺的上叶或下叶取 2~3 块组织标本，应避免肺尖或中叶，因非特异性瘢痕或炎症常累及这些部位。经纤维支气管镜肺活检取材标本仅 2~5 mm，不能用来估计炎症或纤维化的程度，对 IPF 的诊断帮助不大。

（三）诊断要点

（1）发病年龄多在中年以上，男女比例约为 2∶1，儿童罕见。

（2）起病隐袭，主要表现为干咳、进行性呼吸困难，活动后明显。

（3）本病少有肺外器官受累，但可出现全身症状，如疲倦、关节痛及体重下降等，发热少见。

（4）50% 左右的患者出现杵状指（趾），多数患者双肺下部可闻及 Velcro 啰音。

（5）晚期出现发绀，偶可发生肺动脉高压、肺心病和右心功能不全等。

（6）胸部 X 线片：常表现为网状或网状结节影伴肺容积减小。随着病情进展，可出现直径多在 3~15 mm 大小的多发性囊状透光影（蜂窝肺）。多为双侧弥漫性，相对对称，单侧分布少见。病变多分布于基底部、周边部或胸膜下区。少数患者出现症状时，胸部 X 线片可无异常改变。

（7）HRCT 扫描：有助于评估肺周边部、膈肌部、纵隔和支气管-血管束周围的异常改变，对 IPF 的诊断有重要价值。可见次小叶细微结构改变，如线状、网状、磨玻璃状阴影。病变多见于中下肺野周边部，常表现为网状和蜂窝肺，亦可见新月形影、胸膜下线状影和极少量磨玻璃影。多数患者上述影像混合存在。在纤维化严重区域常有牵引性支气管和细支气管扩张，和（或）胸膜下蜂窝肺样改变。

（8）肺功能检查：典型肺功能改变为限制性通气功能障碍，表现为肺总量（TLC）、功能残气量（FRC）和残气量（RV）下降。第 1 秒钟用力呼气容积/用力肺活量（FEV_1/FVC）正常或增加。单次呼吸法一氧化碳弥散量降低，即在通气功能和肺容积正常时，一氧化碳弥散量也可降低。通气/血流比例失调，PaO_2、$PaCO_2$ 下降，肺泡-动脉血氧分压差 [P（A-a）O_2] 增大。

（9）BALF 检查的意义在于缩小 ILD 诊断范围即排除其他肺疾病（如肿瘤、感染、嗜酸粒细胞肺炎、外源性过敏性肺泡炎、结节病和肺泡蛋白沉积症等）。但对诊断 IPF 价值有限。IPF 患者的 BALF 中中性粒细胞（PMN）数增加，占细胞总数的5%以上，晚期部分患者同时出现嗜酸粒细胞增加。

（10）血液检查结果缺乏特异性。可见红细胞沉降率增快，丙种球蛋白、乳酸脱氢酶（LDH）水平升高。出现某些抗体阳性或滴度增高，如抗核抗体（ANA）和类风湿因子（RF）可呈弱阳性反应。

（11）开胸/胸腔镜肺活检的组织病理学呈 UIP 改变。病变分布不均匀，以下肺为重，胸膜下、周边部小叶间隔周围的纤维化常见。低倍显微镜下呈"轻重不一，新老并存"的特点，即病变时相不均一，在广泛纤维化和蜂窝肺组织中混杂炎性细胞浸润和肺泡间隔增厚等早期病变或正常肺组织。肺纤维化区主要由致密胶原组织和增殖的成纤维细胞构成。成纤维细胞局灶性增殖构成所谓的"成纤维细胞灶"。蜂窝肺部分由囊性纤维气腔构成，常内衬以细支气管上皮。另外，在纤维化和蜂窝肺部位可见平滑肌细胞增生。

（12）诊断标准：有外科肺活检资料，具有①~④项可诊断 IPF。①组织病理表现普通型间质性肺炎（UIP）特点；②除外已知病因如药物毒性、环境污染或结缔组织疾病所致的 ILD；③肺功能显示限制性通气功能障碍和（或）气体交换障碍；④胸部 X 线片和 HRCT 可见典型异常影像。

缺乏肺活检资料原则上不能确诊 IPF，但如患者免疫功能异常，且符合以下所有主要诊断标准和至少 3/4 的次要标准，可临床确诊 IPF。

主要标准：除外已知病因如药物毒性、环境污染或结缔组织疾病所致的ILD；肺功能显示限制性通气功能障碍和（或）气体交换障碍；胸部 HRCT 表现为双肺网状改变，晚期出现蜂窝肺，可伴有极少量磨玻璃状影；经支气管镜肺活检（TBLB）或支气管肺泡灌洗检查不支持其他疾病诊断。

次要标准：年龄大于 50 岁；隐匿起病，不能解释的活动后呼吸困难；病程持续时间大于 3 个月；两肺底部可闻及爆裂啰音。

（四）鉴别诊断

1. 特发性闭塞性细支气管炎伴机化性肺炎（BOOP）

临床表现与 IPF 相似，但发病多呈亚急性（病程 1~6 个月），发绀少见，一般无杵状指（趾），胸部 X 线片多呈两肺肺泡性实变阴影，分布于胸膜下，无蜂窝样改变，肺容积也不缩小，肺活检呈细支气管至肺泡管内有肉芽组织形成可与UIP 鉴别，80% 以上对糖皮质激素治疗有效，少数可自行缓解。

2. 结节病

有肺门、纵隔、浅表淋巴结肿大或肺外侵犯（如皮肤、眼等）典型表现，杵状指（趾）少见，因此易于 UIP 鉴别，但对结节病 m 期者则需依赖于病史、系列胸部 X 线片鉴别。

3. 结缔组织病肺间质改变

有结缔组织疾病相关临床表现、有关自身抗体阳性，免疫蛋白异常可与 UIP鉴别。

二、治疗

目前 IPF 的治疗尚无特效疗法，长期以来糖皮质激素或免疫抑制药/细胞毒性药物常用来治疗 IPF。由于 IPF 预后不佳，所以很多专家都建议除非有禁忌证，所有的 IPF 患者都应该治疗。当患者极度肥胖、患有严重的心脏病、不能控制的糖尿病、骨质疏松、严重蜂窝肺和极度肺功能损害者可以不给予治疗，因治疗收获甚少而不良反应较大。如在早期肺泡炎阶段治疗则效果较好，待已经形成明显纤维化和蜂窝肺则疗效较差。

1. 一般治疗

迄今对肺纤维化尚没有一种令人满意的治疗方法，只有 10%～30% 患者对目前的治疗有反应，且治疗反应往往是部分和短暂的，少于 5% 的患者可维持稳定或完全缓解。即使对治疗有反应者，初次治疗后病情复发或加重也很常见，所以建这些患者要长期治疗。

2. 药物治疗

（1）糖皮质激素

40 多年来一直将此作为治疗 IPF 的主要手段，但仅有的 10%～30% 的患者病情改善或稳定。缺少前瞻性随机对照试验证据，亦无肯定或公认的推荐治疗方案。一般主张泼尼松每日 40～60 mg（1.0 mg/kg 体重），连续 3 个月，经客观评价（肺功能、影像学），有效病例逐渐缓慢减量，第 4 个月减至每日 30 mg，第 6 个月每日 15～20 mg。此后可适当继续减量或改为隔日 1 次。总疗程至少 1～2 年；无效病例应予减量并在几周内停用；有效病例减量致病情加重或复发，应增加剂量或加用免疫抑制药。

（2）环磷酰胺

尽管环磷酰胺对 IPF 的疗效相当有限，但一般认为它可以用于激素治疗无反应或因不良反应不能接受激素治疗的患者。有报道在未经治疗的 IPF 激素联合环磷酰胺组 3 年死亡率（3/21）低于高剂量激素单独治疗组（10/22），但进一步对该研究质量的评价发现，两组病例可比性不强，造成结果偏倚。故目前并不推荐在初治者联合激素和环磷酰胺。环磷酰胺剂量 1.5~2.0 mg/kg 体重，单次口服，疗程尚未确定。静脉冲击疗法是否优于口服缺少对照研究。

（3）硫唑嘌呤

有报道 20 例进展性 IPF 患者先用高剂量泼尼松治疗 3 个月后每日加用硫唑嘌呤 3 mg/kg，9 个月后 60% 患者病情有改善。泼尼松与硫唑嘌呤联合方案与泼尼松单用方案随机双盲对照试验，在未经治疗的 IFP 患者接受上述试验方案治疗后，两组死亡率和肺功能改变相似，而联合治疗组晚期死亡率（43%）低于单用泼尼松组，但未达到统计学上的差异。目前仍有学者推荐低剂量泼尼松（每日 20 mg）联合硫唑嘌呤（每日 150~200 mg）作为第 1 线治疗方案。一般认为硫唑嘌呤疗效可能不及环磷酰胺，但其毒性反应少，可以用于存在糖皮质激素禁忌证或已出现明显不良反应的 IPF 患者。激素和环磷酰胺治疗无效者，硫唑嘌呤亦不可能有效。常用剂量为每日 2~3 mg/kg，经验性治疗 6 个月，有效者继续使用，总疗程尚未确定。

（4）秋水仙碱

在体外和动物模型研究显示本品抑制肺泡巨噬细胞分泌成纤维细胞生长因子和胶原合成以及中性粒细胞功能。临床上尚不能肯定它对 IPF 的治疗价值。在禁忌激素和免疫抑制药使用，而病情进行性加重的 IPF 患者可以试用，剂量 0.6 mg 每日 1 次或每日 2 次，可以与硫唑嘌呤和（或）低剂量泼尼松联合应用。

（5）其他药物

IFN-γ1b、依前列醇、血管紧张素转化酶抑制剂、内皮素拮抗药、抗纤维化药物 Pirfenidcme 等许多药物治疗 IPF 的研究目前正在进行中。IFN-γ1b 联合低剂量激素的开放、随机临床 Ⅱ 期试验显示肺通气和换气功能改善较单用激素显著为优（$P<0.001$），有待 Ⅲ 期临床试验结果的进一步证实。

3. 手术治疗

当肺功能严重不全、低氧血症持续恶化，但不伴有严重的肝、肾、心功能不全，且年龄<60 岁的患者，有条件时可考虑行肺移植治疗。单肺移植治疗终末期 IPF 和其他 ILD 的 1 年存活率近 70%，5 年生存率 49%，移植肺无纤维化复发。

但慢性排斥反应（闭塞性细支气管炎）发生率较高，使远期存活受到影响。肺移植的确切指征尚无肯定，一般认为预计寿命不超过 1 年或肺功能损害快速进展者优先考虑。

三、病情观察

诊断明确后，患者一旦开始治疗，应严密观察患者活动后呼吸困难、咳嗽、气急等症状是否好转，尤其是呼吸频率、缺氧程度、爆裂啰音等体征的变化；重点是观察患者对治疗的反应，评估治疗疗效，观察有无并发症。采用糖皮质激素或免疫抑制治疗的，应注意检测血常规，观察有无治疗药物本身的毒副反应。

四、病历记录

（一）门急诊病历

记录患者逐渐加重的气促，活动后加重的特点，记录患者的起病缓急，有无干咳。既往史中记录职业、爱好，是否接触化学矿物质等。体征记录呼吸频率、有无发绀、双下肺听诊是否有捻发音或湿啰音，注意有无杵状指。辅助检查记录胸部 X 线片（HRCT）的表现，肺功能改变和动脉血气等检查结果。院外有无治疗，如有，需记录用药的时间、剂量、有无不良反应等。

（二）住院病历

记录本病的诊治经过，如需特殊检查，如纤维支气管镜肺活检、肺泡灌洗或开胸取病理组织等，应记录与患者家属的谈话过程，并请家属签字同意为据。进行药物治疗时，详尽记录治疗后患者病情的变化，记录有无治疗药物不良反应，以及采取的治疗和预防措施。

五、注意事项

（一）医患沟通

特发性肺纤维化患者预后不佳，吸烟、HRCT 显示肺纤维化广泛严重、肺功能及肺活量低于 50%预计值均为影响预后的不利因素。应如实告诉患者和（或）其家属，目前特发性肺纤维化患者的发病原因尚未完全明确，治疗措施尚不能改变其自然病程与预后，虽有少数患者可能自然缓解或病情持续稳定，但大部分患者存活时间在 3~5 年内，急性型病程则在 6 个月以内。另外，对应用免疫抑制药治疗的，应向患者及家属详细说明药物的不良反应，并应定期检测血糖、电解质，注意补充钾离子及使用保护消化道黏膜的药物。总之，让患者和（或）其家属对本病有一个正确的认识，会有利于其配合治疗。

（二）经验指导

（1）由于特发性肺纤维化的症状、体征均无特征性，诊断此病时，必须注意与其他肺间质病的鉴别诊断，应强调病史的详细询问十分重要，要注意发现某些药物引起的肺纤维化。

（2）进行性呼吸困难、杵状指（趾）、活动后发绀、爆裂啰音等是本病突出的症状和体征。如有相关影像学、肺功能异常表现，可以建立特发性肺纤维化的初步诊断，病情允许下，应进行经支气管肺活检和支气管肺泡灌洗检查，多数患者可获得正确诊断；若诊断难以认定，则可行肺活检，以得到病理学的确诊，从而制订正确的治疗方案和判断预后。

（3）临床常用的治疗药物包括糖皮质激素、免疫抑制药/细胞毒药物和抗纤维化制剂，使用剂量和疗程应视患者的具体情况制定。目前，临床上推荐的治疗方案为糖皮质激素联合环磷酰胺或硫唑嘌呤治疗。

（4）有关治疗的疗效判断，可参考以下依据。①反应良好或改善：a. 患者症状减轻，活动能力增强；b. 胸部 X 线片或 HRCT 异常影像改善或减少；c. 肺功能表现肺总量、肺活量、一氧化碳弥散量、动脉血氧分压（PaO_2）较长时间保持稳定。②如有以下表现者，则为反应差或治疗失败：a. 患者症状加重，特别是呼吸困难和咳嗽；b. 胸部 X 线片或 HRCT 上异常影像增多，特别是出现了蜂窝肺或肺动脉高压征象；c. 肺功能恶化。

（5）肺移植是本病治疗的有效方法。药物治疗无效的晚期特发性肺纤维化患者预后很差，多数患者在 2~3 年死亡。除非有特殊的禁忌证，否则，有严重肺功能损害、氧依赖以及病程呈逐渐恶化趋势者均应行肺移植。由于供体来源受限，患者应早期登记，因为等待合适供体器官的时间可能超过 2 年。

第二节　外源性过敏性肺泡炎

外源性过敏性肺泡炎是反复吸入某些具有抗原性的有机粉尘所引起的过敏性肺泡炎，常同时累及终末细支气管。美国文献多用过敏性肺炎的名称。国内报道的主要有农民肺、蔗渣工肺、蘑菇工肺、饲鹦鹉工肺和湿化器肺等。虽然其病因甚多，但病理、临床症状、体征和 X 线表现等极为相似。外源性过敏性肺泡炎病因甚多，常见的有含放线菌和真菌孢子、动植物蛋白质、细菌及其产物、昆虫抗原和某些化学物质等有机尘埃。有些尘埃的抗原性质至今尚未明确。一般认为，农民肺的病因主要是普通高温放线菌。

一、诊断

（一）症状与体征

1. 急性型

短期内吸入高浓度抗原所致。起病急骤，常在吸入抗原 4~12 h 后起病。先有干咳、胸闷，继而发热、寒战和出现气急、发绀。常伴有窦性心动过速，两肺闻及细湿啰音。10%~20%患者可有哮喘样喘鸣。白细胞总数增多，以中性粒细胞为主。一般在脱离接触后数日至一周症状消失。

2. 慢性型

因反复少量或持续吸入抗原引起。起病隐匿，但呼吸困难呈进行性加重，严重者静息时有呼吸困难。晚期因有弥漫性肺间质纤维化的不可逆组织学改变，患者出现劳力性呼吸困难，体重减轻。两肺闻及弥漫性细湿啰音。伴有呼吸衰竭或肺源性心脏病。

（二）辅助检查

1. X 线

按病期和疾病程度而异。早期或轻症患者可无异常发现，有时临床表现和 X 线改变不相一致。典型病例急性期在中、下肺野见弥漫性肺纹理增粗，或细小、边缘模糊的散在小结节影。病变可逆转，脱离接触后数周阴影吸收。慢性晚期，肺部呈广泛分布的网织结节状阴影，伴肺体积缩小。常有多发性小囊性透明区，呈蜂窝肺。

2. 肺功能

典型改变为限制性通气障碍，用力肺活量和肺总量减低，1 秒率增高。一氧化碳弥散量和肺顺应性均减低。重症和晚期患者动脉血氧饱和度降低。慢性期患者肺功能损害多为不可逆的。

3. 血清学检查

沉淀抗体阳性反应提示人体曾接触相应的抗原。如果有相应接触史、症状和体征、X 线表现，阳性反应对诊断极有帮助。

4. 支气管肺泡灌洗

外源性变应性肺泡炎的支气管肺泡灌洗液中，淋巴细胞比例增高，IgG 和 IgM 的比例也增高。近年来许多学者认为支气管肺泡灌洗液对外源性变应性肺泡炎的诊断价值很大，可以免做肺活检，有助于早期治疗、阻止病期发展。

5. 激发试验

如临床疑诊此病，而血清学检查阴性患者，可做激发试验。有学者对农民肺用发霉干草提取液做雾化吸入，大部分患者有反应，如发热、白细胞增多，每分通气量增加等；而对照组无反应。由于外源性变应性肺泡炎激发试验未标准化，对于已经肯定能引起肺部症状的抗原，不宜做此试验，尤其是肺功能损害较为严重者。

（三）诊断要点

外源性过敏性肺泡炎的肺部症状无特异性，本病的诊断应根据接触史、典型的临床症状、肺部体征、胸部 X 线表现、血清沉淀抗体测定、支气管肺泡灌洗、肺功能检查等进行综合分析，做出正确诊断。

EAA 的临床表现取决于以下几点：①吸入抗原的免疫性；②接触粉尘的模式，如时间、次数、剂量等；③机体的易感性。其中②是最为重要的。EAA 的临床表现复杂，总体来说可分为急性、亚急性和慢性三种。

1. 急性型

短期内吸入高浓度抗原所致。起病急骤，常在吸入抗原 4~12 h 后起病。先有干咳、胸闷，继而发热，寒战和出现气急、发绀。常伴有窦性心动过速，两肺听到细湿啰音。10%~20%患者可有哮喘样喘鸣。白细胞总数增多，以中性粒细胞为主。一般在脱离接触后数日至 1 周症状消失。

2. 亚急性型

临床症状较为隐匿，可有咳嗽、咳痰、乏力和呼吸困难，食欲减低、容易疲劳和体重下降也可以看到。双肺底爆裂音是主要体检发现。一般无发热。

3. 慢性型

因反复少量或持续吸入抗原引起。起病隐匿，但呼吸困难呈进行性加重，严重者静息时有呼吸困难。晚期因有弥漫性肺间质纤维化的不可逆组织学改变，患者出现劳力性呼吸困难，体重减轻。两肺闻及弥漫性细湿啰音。伴有呼吸衰竭或肺源性心脏病。

临床主要的诊断标准：①有抗原接触史或血清中特异性抗体存在；②临床有

EAA 症状；③胸部 X 线片或 HRCT 符合 EAA 表现。

临床次要的诊断标准：①有双肺底啰音；②肺弥散功能障碍；③血气分析示动脉低氧血症；④肺组织学有符合 EAA 的表现；⑤吸入激发试验阳性，灌洗液中淋巴细胞升高。

至少 4 条次要标准加上 3 条主要标准诊断才能成立。

（四）鉴别诊断

1. 结节病

肺部可有弥漫性网状结节状密度增高阴影，易与 EAA 相混淆。结节病为全身性疾病，好发于淋巴结、肺和皮肤等，呼吸困难不明显。X 线征象：两侧肺门淋巴结肿大，患者血清 sACE 增高，ESR 增快。皮下结节和肿大淋巴结活检可以明确诊断。

2. 结缔组织疾病

硬皮病、红斑狼疮和类风湿关节炎等结缔组织疾病，肺部可出现网状结节状甚至纤维化病灶，需与 EAA 鉴别。结缔组织疾病系全身性，肺外病变如皮损和关节肿痛等均很明显，实验室检查如血清自身抗体等对诊断有帮助。

3. 肺结核

粟粒样结核和浸润性肺结核，肺部也可呈网状结节状或斑片状密度增高阴影。该病常呈慢性经过，常有低热、盗汗等全身中毒症状，PPD 试验和 ESR 对诊断有一定帮助，痰找结核菌阳性是确诊的依据，抗结核治疗有效。

4. 细支气管炎

较难与急性发病的 EAA 相鉴别，但细支气管炎症状较重，有痰且量多，抗生素治疗有效。

5. 慢性肺间质纤维化

呈慢性经过，表现为慢性刺激性干咳，进行性呼吸困难，双肺底可闻及爆裂音（Velcro 啰音），严重者可有发绀并有杵状指（趾），胸部 X 线片见中、下肺野及肺周边部纹理增多紊乱呈网状结构，其间可见弥漫性小斑点阴影。肺功能呈限制性通气功能障碍和弥散功能障碍。

6. 变态反应性肺浸润

见于热带嗜酸粒细胞增多症，致病原因为寄生虫、原虫、花粉、化学药品、职业粉尘等。患者有乏力、发热、咳嗽、气喘等症状。胸部 X 线片上可有斑片状阴影和小结节影，但血及痰中嗜酸粒细胞明显增高，可以鉴别。

二、治疗

完全避免接触致病有机粉尘是最根本的防治措施。改善生产环境，注意防尘、通风，严格遵守操作规则，如农民在使用肥料前可先将其弄湿，这样可使嗜热放线菌孢子的传播明显减少；饲养禽类的房舍均需经常清洁，妥善处理鸟粪；湿化气和空调系统中的水保持清洁，避免污染；对有机粉尘污染环境中的作业者，宜定期做医学监护。对有明显的慢性呼吸系统疾病，如慢性喘息型支气管炎、支气管哮喘和有过敏性体质者，不宜从事密切接触有机粉尘的工作。

一旦患病，应立即脱离接触环境、卧床休息、呼吸困难应给予氧疗。急性期患者采用对症治疗和短期人剂量激素治疗，泼尼松每日 60mg，口服 4 周后，逐渐减量，有良好效果。另外应避免再度接触已知致敏抗原。慢性期激素治疗可减缓疾病的进展，适用于有肺实变而又有全身症状和动脉低氧血症患者。脱敏疗法和抗真菌制剂对此病无效。

三、病情观察

诊断明确后，应严密观察患者呼吸困难、咳嗽、是否好转，干咳、胸闷，发热，寒战和气急、发绀等症状是否缓解。患者常伴有窦性心动过速，两肺闻及细湿啰音。部分患者可有哮喘样喘鸣。重点观察患者对治疗的反应，评估治疗效果，观察有无并发症。

四、病历记录

（一）门急诊病历

记录患者咳嗽、咳痰、乏力、体重减轻和食欲缺乏的程度；有无发热及胸痛；有无家族遗传病史。体检记录有无出现杵状指（趾）、发绀、视网膜斑点状出血等表现，肺部体征记录有无闻及明显的湿啰音。辅助检查记录有无闻及明显的湿啰音。胸部 X 线片、肺功能等检查结果。

（二）住院病历

重点记录纤维支气管镜肺活检、肺泡灌洗或开胸活检中是否发现高碘酸-Schiff（PAS）染色阳性物质，详尽记录经肺泡或全肺灌洗后，患者病情的改善程度。

五、注意事项

（一）医患沟通

诊断本病的，经治医师应如实向患者及家属告知本病情况，以便能理解、支持、配合所进行的检查和治疗。

（二）经验指导

（1）对外源性过敏性肺泡炎的诊断，病史极为重要。就急性期患者来说，由于经常有明确的抗原接触史，故进一步的检查是不必要的，只要患者脱离接触抗原后，症状逐步缓解，诊断即可确立。但如果患者的生活、工作环境中没有明确的过敏因素，吸入激发试验可被用来确定变应原与临床症状之间的关系。吸入激发试验虽然对阐明变应原与临床症状之间的关系有帮助，但对患者是有一定危害的，由于临床应用时，可导致患者 EAA 症状，故临床使用受到一定限制。

（2）支气管镜检查不仅可以行支气管肺泡灌洗液检查而且还可以行经纤维支气管镜肺活检，对于外源性过敏性肺泡炎的诊断有确诊的价值。血清中特异性IgG 测定及皮肤变应原试验对排除诊断有意义但肺功能检查无特异性。

参考文献

[1] 陈灏珠,林果为,王吉耀.实用内科学[M].14 版.北京:人民卫生出版
     社,2013

[2] 侯晓华.实用内科疾病临床处理手册[M].武汉:湖北科学技术出版
     社,2015.

[3] 吴东.北京协和医院内科住院医师手册[M].北京:人民卫生出版社,2012.

[4] 曾学军.内科临床思维基本功释例[M].北京:中国协和医科大学出版
     社,2013.